只有病人知道

Only The Patient Knows

又一个渐冻人的心路历程

余健栋　王泽秀 / 著
安　琪 / 插图

中国协和医科大学出版社

图书在版编目（CIP）数据

只有病人知道 / 余健栋，王泽秀著．—北京：中国协和医科大学出版社，2020. 5

ISBN 978－7－5679－1381－3

Ⅰ．①只…　Ⅱ．①余…②王…　Ⅲ．①自传体小说－中国－当代　Ⅳ．①I247. 5

中国版本图书馆 CIP 数据核字（2019）第 241698 号

只有病人知道——又一个渐冻人的心路历程

著　　者：余健栋　王泽秀
责任编辑：戴申倩　孙阳鹏

出版发行：**中国协和医科大学出版社**
（北京市东城区东单三条 9 号　邮编 100730　电话 010－65260431）
网　　址：www. pumcp. com
经　　销：新华书店总店北京发行所
印　　刷：北京雅昌艺术印刷有限公司

开　　本：880×1230　1/32
印　　张：7
字　　数：145 千字
版　　次：2020 年 5 月第 1 版
印　　次：2020 年 5 月第 1 次印刷
定　　价：46. 00 元

ISBN 978－7－5679－1381－3

与其诅咒黑暗，何如点亮蜡烛。

——安娜·路易斯·斯特朗

谨以此书：

纪念生我、育我、爱我、怜我的父母亲，并借此感谢关心我及照顾我的师长亲友和医护天使们。

惜缘，谋“生”

生命中，有些事，貌似机缘巧合，其实是命中注定。

什么叫惜缘？

曾经有个朋友说她是这样处理断舍离的东西。她会把这些东西好好地装在一个干净的袋子里，对它鞠个躬，心里默默地说，谢谢你曾经陪我度过的时光。然后把它好好地放在垃圾箱边上，让有缘的人拾去。

每天我们要经历无数个瞬间，见很多的人，多数都擦肩而过了。你能记住某件事，听进了某句话，实在是一种刚刚好的缘分。这本书里记载了很多这样的缘分：平娃子听从大家的建议，勇娃子“小浪子回头”，都是余大的精诚所至；护工们在一起闲聊时，余大旁听到的只言片语的人生故事，都是余大“眺望”窗外这个大千世界的窗口，也是余大记住并且感恩的缘分交会纪念；甚至，我在这本书中所起的作用，也是一个说者无心、听者有意的机缘。

余大先生在 1999 年患了运动神经元病变（motor neuron disease，MND）的肌萎缩脊髓侧索硬化症（amyotrophic lateral sclerosis，ALS），俗称“渐冻症”。他在 2005 年接受了气切手术，住进了北京协和医院。

他的病房我很久没管了。那段时间，本来我在管普通病房，没想到有个周末在家里玩女儿的滑板，一个不留神重重地摔了一跤，导致左手腕骨折。因此不能胜任普通病房的繁重工作，领导把我调任到另外一个相对轻松的岗位，工作范围刚好包括他所在的病房。于是，就有了查房时的交流。

他住了多年，护工也都是“久护成医”，不仅悉心照料先生，也是医护的好帮手，每天查房时熟知该如何汇报病情：胰岛素没有了，请开一点；气管套管到时间了，该换了；最近有点感冒，开一盒感冒冲剂吧……时间长了，他和护工成了“铁打的营盘”，我们这些轮流管病房的医生们倒成了“流水的兵”。

日常在他的病房查房，工作的重点从关注病情的变化，转移到了朋友式的聊天。由于他的乐观天性和浓重的好奇心，平日里不苟言笑的医生们在他的病房就会换上另一副面孔，有时还会特意准备些笑话、脑筋急转弯，而他也每每都会开心大笑，甚至还会反复玩味。

当时，我的闺蜜张羽刚出版了第二本《只有医生知道》，依然销售火爆。有天查房，我突发奇想，我说，您可以写一本《只有病人知道》。其实早在那之前很久他就“动笔”了，但是他自己没有当回事，如同自己的随笔和日记，扔在那里，甚至一度曾经想要删除掉。

我得知他在“写作”，十分惊讶和钦佩，就极力劝说他不要放弃，在此后的言语交流中就多了额外的关注和用心。张羽听说了先生的故事，也跑到病房去探望。这些可以说是我俩“爱心泛滥”的表现，没想到竟对了症。此后的那几个月，他开始重新整理之前的书稿，认真布局构思他的书，把“写书”这件事当成了我布置给他的作业。一个无心插柳，成了他的人生新动力。

我们生活中有时并非有意做的“好事”，可能会对另外一个人意义非凡，坏事亦然。因此，才有“勿以恶小而为之，勿以善小而不为”的古训。能以最大的善意对待周遭的人和事，就是一种惜缘。爱出者，爱返。这种惜缘带来一种能量的流动，就如同我看到这本书的竣工带给我莫名的感动和欣慰。

相信每一个读者都会被余大的故事感动，也会不由得发问：患病20年，卧床、用呼吸机辅助呼吸14年，他是怎么做到如此乐观豁达的？我也曾经这样问自己，觉得他是个奇人。我们在空闲的时候聊天，说起先生，都会不由得唏嘘和感叹。惋惜他在英年获病，也赞赏他的乐观豁达。

但是，从书中，我发现他原来就是一个普通人，也经历了对自己的病情不了解、不接受，也经历了“无助”和“悲愤”的阶段，也曾反复求医。但他尽了全力，仍然需要面对一个无法治愈的事实时，他开始接受了。不同的是，他不是消极接受，而是积极地谋“生”。

从身体论，他羸弱得不堪一击。但从心灵论，他比相当多手足健全的人都要富足而强大。虽然病榻桎梏了他的手脚，但是他的头脑从未停止过思考。

虽然他早已是成人，但是他的心灵在病后一直在自我成长。帮助他的因素有外在的：充裕的支付能力、良好的医疗护理条件、家庭的接纳和支持。也有内在的：他的品格——善良、坚定、热情，良好教育带给他的学识和认知，这些提升了他的悟性，以至于他可以把病榻的桎梏跟压了孙悟空五百年的五指山相比，觉得自己的环境无比安逸，并在日复一日的修行中开悟。从“逆来顺受”中悟到“忍”字，从“换位思考”中学到“谅”字，从“知福感恩”中做到“谢”字。这种心境的得来，源自命运跟他开的一个无比大的玩笑，却也是命运送给他的一个独特的礼物。

余大这个名字，是作者老顽童性格的体现。他还给自己的病房取了个名字，叫“六乐居”，意思是“苦中作乐、自得其乐、知足常乐、助人为乐、乐以忘忧、乐天知命”。我因此叫他六先生，他的护工小王则称呼他为老六。他丝毫不恼，反而乐在其中，绝对做到了知行合一。

此书的完成还有很多的有缘人相助：护工小王、义工陈小姐、病房的住院医师徐医生、范医生、韩医生，每个人的作用都是不可或缺的，都是一把助燃剂。至今，我都记得他书稿完成把我请去病房，说要交作业了，然后护工小王把 ipad 递给我，屏幕上打开的，是整理好的书稿——《只有病人知道》。

那一刻，我热泪盈眶。

希望这本书带给读者的，不只是感动，更是对生命的思考。

王　含

2019 年 11 月于北京协和医院

强者不惧　勇者无畏

“余大”这个名字起得好，一定有故事，我不去妄加猜想和解读，幸好您在跋中提到“我是谁？并不重要”，那我就称您为“余大”先生了。

作为医生，特别是从事“渐冻症”患者诊断治疗的医生，每当我看到病友们的著作、画册和视频，都会泪流满面，甚至是泣不成声。他们身体如石卧在床上，爱心如火融化着他人。他们为人子、为人妻和为人父母，有的人怀着对家人的爱、对子女的期待、对父母的牵挂走了，但是他们的爱心永存。

“余大”先生，我准备好了纸手帕，怀着同样的心情拜读您的著作，但是通读下来，我是含着眼泪，有时还会不自主的发出笑声，心情难以平复。敬佩您的博学、儒雅和浪漫主义情怀；感动您面对病魔的勇气和智慧；以及您对家人、亲人和朋友的仁爱与感恩，特别是和小王一家的故事是我们亲历的。您对呼吸机的描述体现了您性格的幽默，对其诙谐的调侃让我含着眼泪发出了笑声。您对周围人与事以叙事（随笔）和杂谈方式的描述，非常有画面感，从病房这个窗口看到了人生百态。

让我泣不成声的是第七章，我也想到了自己的妈妈，每个人都有自己知道的事情，医生也是如此。您在书中说道：“这些年我有多么地想念（父母）他们……有位朋友劝我少些思念，也好让父母在天之灵对我少些牵挂……”这段话我阅读了几遍，我似乎醒悟了，您的朋友好伟大。

“余大”先生，最让我高兴的是您在病榻上克服了难以想象的困难，完成了这本书。以往出于对您个人隐私的保护，仅用您的点滴鼓励“渐冻症”病友，而这本书的出版，是一剂长效和具有精神活力的良药，用爱去解冻人生观，做人生的强者、生命的勇士。最后一句共勉的话——你不勇敢，真的是没有人替你坚强。

崔丽英
北京协和医院神经病学系主任
中华医学会神经病学分会主任委员
世界神经病学联盟 ALS 研究组委员
中国医师协会神经内科分会副会长
中华神经科杂志名誉总编
2019 年 12 月于北京

是医生就最好知道的一本书

这是一本讲述一位运动神经元病患者自己人生经历的好书。书中内容情真意切，字里行间可以感受到作者丰富的人生阅历、深厚的文化底蕴和豁达的心态胸怀，没有半点怨天尤人。深夜阅读着纸上的文字，我被书中内容深深吸引，不忍释手，必得屏气凝神、一鼓作气读完了这本书稿。

作者的四肢完全不能活动，需要有创呼吸机辅助通气，其写作过程艰辛至极。书中的一字一句，甚至每个标点符号，都是作者利用唇语，或插管气囊抽气后，配合呼吸机气流说话，同时需要护工小王逐字逐句记录所得，历时十年，弥足珍贵。

在我们日常的病历记录中或许只是简单的描述一句“易跌倒”，而只有阅读书中的跌倒经历后，才让人感受到作者在刚诊断运动神经元病时的绝望。然而他的勇气，他的幽默，他的耐心和他的坦然，无不让我看到这么一个用心生活、用心感受的患者，如此这般给我的心灵留下感动同时又保留一份肃静。

在这种强烈的对比下，作为医生的我深深地感受到夹杂其中的复杂情绪。这些包含了患者的人生经历、家庭生活以及在诊治过程中的切身体会，一个个生动的故事跃然纸上，让我们对这类患者更易共情，也让我们感受到“常常去安慰”的力量。作为神经科医生，面对阿尔茨海默病、帕金森病、肌萎缩侧索硬化等难以治愈的神经系统疾病，我们应该带给患者更多的安慰与帮助。

病人是我们最好的老师，更是我们最好的评判员。作者在书中用幽默的笔触，描绘了一幅幅医护“众生相”：“麻辣型”“冰霜型”“儒雅型”。另外，作者还提出了对医生的期许：“科技脑”“慈悲心”“责任感”。作者更有他自己对医生的评价标准：“上医”“大医”“中医”“初医”“×医”；生动地描绘了医生最大的敌人：“骄”“懒”“怕”。

很多医生或许都能从作者的嬉笑文字中找到自己的影子。我也会不由自主地以书中的内容不断地审视自己，看到了自身存在的很多不足，但庆幸的是也找到了一些修行进步的方向。希望更多的医生能够有感于此。科里有很多经历过千锤百炼的医学大家，他们的医术、医德都是我们学习的榜样，我们更能从书中读出以作者为代表的患者人群对他们的积极评价。

作为医生，我们在行医过程中可能经常面临对生命、死亡、人性的思考；本书的内容也会激发读者这方面的思考，这也是作者“十年磨一剑”带来的更深层次的意义。生活是很艰难的，生命中有太多的不能承受之重，面对它们，我们应该怎样办呢？作者的经历让我们看到了绝境中闪烁的希望之光。

范思远

2019 年 12 月于北京协和医院神经科

不是只有病人知道的一本书

本书来自一个卧床10余年的运动神经元病患者，从病人的视角讲述了患病20年的心路历程，描绘了病人与亲人，病人与陪护人员，病人与医生，病人与访客及过客之间的许多轶事。

全书文字朴实真挚中带着几分诙谐，有不少精彩的短文故事，也有看似下笔随性的杂文评论或散文抒情，但归根到底讲的都是人与人。我从中看到了对生的乐观、情趣与品悟，常常忘记了口述这些文字的是一位久卧病床、四肢不能活动、依靠呼吸机维持呼吸的老人，甚至忘记了我也是他的主管医生之一。

看到他记录的那些心情和感悟，不禁回忆起与他相处的点滴。事实上，作为病人的他，以他的执着、坚韧和智慧，10余年来默默地影响、激励了包括我在内的许多身边人。“与其诅咒黑暗，何如点亮蜡烛”。祝愿他用亲身经历和心血所著的这本书，能照亮更多在黑暗中彷徨的灵魂。

韩　菲

2019年12月于北京协和医院神经科

一个有意思的“老头儿”

初次知道“渐冻症”是在10年前。当时作为刚刚接手某呼吸机品牌的销售才知道，这种小呼吸机在国外是为呼吸衰竭这类“特殊人群”研制的，也知道了赋予它们的功能。随着我对“渐冻症”患者的接触越来越多，我总会发出这样的感慨：“天哪！他们有这么清醒的头脑，外面的世界如此斑斓，感受如此之近又如此之远，这怎么受得了！”

直到认识了余老。记不清是哪一天，接到公司的电话，协和医院的一个病人，需要了解我们的机器。协和医院本身就是一个大文物，作为曾经学医的我，每次去仍心怀景仰。

进入病室，作了自我介绍；护工过来替余老松开了气囊，他开始说话：“王经理，你这机器有什么模式和参数啊？是怎么操作的？我适用于哪些模式啊？”

试用机器时，我很认真地陪在床旁。我发觉身边的这个白发老头，有着一双好奇而专注的眼神，就像小孩全神贯注地玩赏刚到手的电动玩具。

随着日后交流的深入，我知道了余老是怎么教护工王姐的孩子学习计算机，教护工学打字，教大家学英语，鼓励年轻人，甚至还在写专著……就像个家长、老师、学者。他和我聊起自己对老伴的眷念，聊起儿子时的自豪，聊起昔日同事的袍泽之情。我总感觉余老和我见过的很多“渐冻症”病友，似乎哪里不一样？是的，是他的轻松与开朗，那么自然地，鲜活有力地影响着身边的每个人。

每次见到余老，我都会说他真够幸运，因为他的病情进展得不快，很多人比他严重多了。他也都会淡然地点头称是。可当我拜读了余老的文章，我才知道，他总是用不放弃的眼光在审视自己和身边的世界。难道仅仅是因为幸运吗？我想“人自救之，天恒救之”，也许“幸运”就是这么得来的。

作为接触“渐冻症”患者这一群体较多的从业人员，我看见了太多的无奈与无助。经济基础固然是重要的决定因素之一，可始终有颗永远不“冻”的心，才是对自己及家人最好的慰藉。余老能将自己的所思所感娓娓道来，让我知道了“渐冻症”病友的心路历程，竟是如此波涛起伏，更是如此多姿多彩。

余老真是一个有意思的老头儿。我欣赏这位睿智而勇敢的长者，他用新的生命、新的身体去体会新的世界，又把这种“新意思”感染给他人。

但愿这个社会能够给予“渐冻症”患者，力所能及的关爱，哪怕仅仅是一个微笑、一个鼓励。从余老身上，让我感受到“渐冻症”的世界可以不必那么晦暗苦涩。阳光普照之下，万物有灵且美，才是最好的人间。

王云扬（义武奋扬）

2019 年 12 月于北京

以人为镜，可以明得失

我很喜欢四个字——“宁静致远”，自诩心静如水并常常暗自感叹“个中真味少知音”，直到我遇见本书的作者——我称他为“老先生”——并有幸能够第二时间（只能第二时间，因为护工小王占据第一时间这个沙发）就可以拜读老先生的大作，才知道自认为的宁静是多么轻浅，和老先生比起来只有惭愧。

一切缘起于我 2017 年加入了北京协和医院安宁志愿团队，这是北京市第一支关注舒缓医疗专业的志愿服务队伍。最初凭着满腔热情报名并参加了相关培训，在和患者的两次交流实践后，我便产生了畏难情绪，想打退堂鼓。因为从未和重病患者进行过交流，加上不善言辞，在病房里我无所适从。手脚放在哪里都觉得不合适，应该微笑还是应该保持严肃也很难抉择，说什么才能安慰又不刺激对方，不说话又很尴尬。怎样才能让他 / 她心情好一点呢?

幸亏队长是一位非常有爱心加耐心的大姐，她安慰我不要急，不要轻言放弃，给我安排一些其他的工作再来适应适应，实在无法坚持再退出不迟。就在我尚未打定主意之时，队长通知我有个住院的老先生需要一个助理整理文稿，问我愿不愿意试试。

文字助理，只是打字，这有啥难的。行，去看看。没想到这一看，就让我的人生大为改观！老先生用他的热情和幽默打动了我，使我常常忘记他是重病患者，只记得他跃动的心。与其说是我作为志愿者在帮助他，不如说是他作为一位长者在引领我。我的心更静了，但也更丰富、更充满激情了。我捡起了落满尘土的专业书本，又找到了“学而时习之，不亦说乎”的快乐；我早上还在感慨“长风破浪会有时，直挂云帆济沧海”，晚上就可以释然地入睡；我的心境由此更清澈，对人更宽容，笑的比以往更多了。原来，我可以做的事有这么多；原来，宁静不是冷眼旁观，宁静应该是春风拂面啊。真是“以人为镜，可以明得失”。老先生是难得的良师益友！

和其他与老先生接触过的人一样，我没想到这位“身陷囹圄”的老先生，会感染到他身边的每个人，因而都变得乐观向上、充满激情。他为自己的病房命名，他在微信上建立朋友群，他打电子游戏……他是身不动，心已远，他是“1”，串起了许多“0”。这位“正能量”的老人，充满生命的力量！

为了这部书，老先生可以说是夜以继日，是用腹稿完成了这部读起来轻松欢愉，但又让人笑中带泪的著作。每每拜读、整理，我都会感慨，多么极致的一个人啊！

书中提到的《春天里》这首歌，歌手大胆地用极度暗哑而绝望的声音，营造了和万物复苏的春天的巨大反差，听起来充满了震撼。而现实生活中，老先生也用自己直面疾病与寂寥的乐观，书写了常人难得的真诚和勇气。我由衷地敬佩他！

最后借用书中的一句话作为我读后感言的结语——能够读到这本书，“真好”！能够结识老先生，“真好”！！

陈　隽

北京协和医院安宁志愿者团队

2019 年 12 月于北京协和医院

安宁看护的启示

白天的北京协和医院，还没等到门诊开始，无论春夏秋冬，院门前总是被人流、车流充斥成混杂的“风景线”。晚上的住院部，一年365天，不分昼夜，病房里的人们匆匆地穿梭来回，与疾病战斗、与时间赛跑。

2017年12月初在食堂偶遇王含大夫，无意中聊到安宁志愿团队。

“我有位运动神经元疾病的患者，正在写书，能找一位志愿者帮他整理文稿吗？”

我的好奇心油然而生：“是和霍金得的同一种病？怎么能写书？”

2017年12月14日，我联系好队里的一位同事到病房去看望这个奇特的病人。只见他满头白发，面容红润；身体盖着被单，平躺在床上，左侧有一台呼吸机和一根软管连接到他的咽部。他的头部无法转动，只有眼睛和嘴巴可以活动，双手直直地摆在胸前。

“我们是安宁志愿团队的，受王含大夫的委托，希望能帮助您做些什么”。

老先生的眼睛立刻活跃起来。他依靠呼吸机管输送的空气，从喉咙里发出声音，但我们努力分辨还是听不懂他说的话，多亏有旁边的护工翻译后，才明白他的意思。

患者费力地讲述他写作的经历。多次听到的是王含大夫、张羽大夫和其他同科医生的名字，以及他/她们是如何鼓励他积极去面对生活。患者的话语中丝毫没有感到自己是多么的不幸，更多的是感恩他身边所有的人。

初次见面，我们几乎都是在听。一番话触动了我，如果换作是我该怎么办？微笑地躺在床上，被人照顾着生活？能否也如此幸运遇到有人来陪伴我，帮我度过人生的低谷？甚至还能在床上口述故事，然后由陪护帮着去写作？

2018 年初，这位特殊患者完成他的书。我的所有疑问在书中找到了答案。患者从最初发病、治疗、急救、卧床至今，前后几近 20 年，经历过种种磨难，让我这位在医院工作 30 年的非临床人员来说，也是没有听说过，更是没有接触过。

我在协和一直做辅助性的工作，为临床医护人员服务。直到 6 年前，当医生告知家中老人患了晚期癌症，生命只有 6 ～ 8 个月时，家人必须暂时放下工作，将所有精力聚焦在病人的治疗及看护上。随着病人的情况发展，开始考验家属如何学习面对病人的各种情绪，如何去疏解因此带来的精神压力，当病人走后，家属还要经历悲伤与失落。

这次经历过后，让我开始关注临床，接触到“缓和医疗”。2015 年 6 月，我加入协和安宁志愿团队，成为一名志愿者。走进病房去陪伴患者和家属，倾听他们的各种经历，感受他们的内心世界，让他们的精神在短暂的时间里得到安慰和释放。

现代的医学追求创新及高科技的同时，是否也应体察人的本性——内心精神层面的需求？

《当呼吸化为空气》的作者，神经外科大夫保罗·卡拉尼什，由于平日超负荷的医疗工作病倒，发现时已经肺癌晚期。

在生命最后的时刻，身为患者的他，回顾医生这一职业生涯，写下了这样的感受：医者的职责，不仅是延缓死亡，或让病人重回过去的生活，而是在病人和家属的生活分崩离析时，给他们庇护与看顾，直到他们可以重新站起来，面对挑战，并想清楚今后何去何从。卡拉尼什大夫呼吁并强调医生的责任，不是单单面对人的肉体，更要重视“全人”治疗。

这让我了解协和医院为何要增设安宁志愿者团队，也更加理解100年前，北平协和医学院建院初期，会要求学生到燕京大学，至少选修几堂人文与社会科学的入门课程，希望借此为医学生准备一颗人文心和一副科学脑，以便深切了解，医学终究还是要面对一个与人类有关的永恒话题：“人的自然本性”。

感谢余老先生的付出，得以通过他的书去了解病人的内心世界，也体会到患者被关爱后所产生的力量。更要感谢可敬可爱的医护天使们，用他/她们一生的精力、经验和知识，提供“全人”医疗，以无私的大爱去抚慰病患的心灵。

老先生曾经告诉我们，在他的眼里，安宁志愿者也有一双天使般的翅膀。当重病绝症的患者面对死亡、失去呼吸的时候，志愿者用耳朵聆听、用言语安慰、用双手帮助这些病人，陪伴他/她们走完人生的最后一段旅程。老先生说，安宁志愿者就像是守护在生死玄关前门外的“心灵工程师”。

老先生，谢谢您对我们工作的理解和鼓励。

李　杰

北京协和医院安宁志愿者团队

2019年12月于北京协和医院

感恩是喜

（一）

1999 年，我发觉身体不适，去看了几位医生，也做过许多检查。当时的我就像陷在迷雾之中，更不曾有过“晴天霹雳”的感觉，因为我根本不知道我会患了绝症，也没有一位医生清楚明白地告诉我得了什么病。不到两年的时间，就如同被轰鸣的雷电不停地击打，我的病情急速恶化，并扩散到手脚，终于瘫坐在轮椅上代步。

虽然内心有千万个不情愿，我这时也已猜到自己被贴上了一个特殊标签——“渐冻人”，而“渐冻症”迄今为止还没有具体有效的治疗方法及药物。严重病变患者的四肢及躯干，会逐渐地失去运动功能，除了神智清楚，身体的其他部位就像“植物人”，或高位截肢瘫痪的患者一样。这类病变患者的平均寿命是 3 ～ 5 年。

但是，也有特殊的病例，《时间简史》的作者，著名的英国物理学家、宇宙学家斯蒂芬·威廉·霍金（Stephen William Hawking），在 21 岁时得了运动神经元病的“渐冻症”之后，多活了 55 年，于 2018 年 3 月 14 日逝世，享年 76 岁。虽然已经天人相隔，霍金在科学上的成就与贡献、他对生活的热爱与追求，以及他与病魔拼搏的坚毅精神，都是他写下的一篇篇不朽传奇。

（二）

这本书在2008年开始动笔，中间拖拖拉拉，随想随写，直到2014年才写完其中少数几章的初稿。首先要感谢悉心照顾我13年的王泽秀女士（陪护小王）；她原来是个不知道电脑为何物的农民工，到后来抄录我口述的每字每句，包括标点符号，然后输入笔记本电脑，而且还帮我修饰文字及参与写作；没有她的善心和耐心帮助，这本书无法写成。

其次要感谢梁平及光博、前端、前绪四位，帮我整理文稿和目录。安琪的巧手慧心，创作的漫画“小A”插图，为本书增添了梦幻般的喜感及童趣；她和梁平、陈隽、章沁然四位对封面、扉页及插画的构思、设计和编排，更是奇思妙想、锦上添花。

（三）

当初动念是想把我得病之后的经历和感受记录下来，留作纪念，并借以打发瘫睡在病床上的无尽时间。也许是潜意识作祟，我不愿承认我就是那个病人。所以，在最先写成的“冰冻的乐章”里，我找到一个替代人——“余大”。我以为这样就可以从第三方的角度当个叙述者，冷静而客观地描绘着余大的故事。

自从1999年得病后，随着时光的飞逝，1年、5年、10年、15年都过去了，我竟然不知道这些岁月是如何从我的身边消失。我已经习惯并接受了做绝症病人的现实。我就像那个被钉在十字架上的大盗低着头忏悔。我终于找到了“我”自己，也可以用一颗坦然的心，审视身边的人、事、物。于是，

“我”又变回这本书里的主角，但我已经心神俱疲，准备放弃写书。

谁曾想到在2017年，竟然出现了奇迹。某天王含大夫轮值查房，出现在我的面前。她听说我曾写过一些得病后的杂记，而今却偷懒，已经撒手不写了。王大夫居然热心地要求我继续坚持写下去；她的诚意令我感动，而她的执着也激发了我的战斗力。王大夫甚至还邀请她的同窗室友张羽大夫，同来为我打气加油。张大夫是位医学科普畅销系列书的作者。她们两位在我对写书绝望的时候，为我提供了新的方向与灵感。

张羽大夫在她的书中说道：“我手写我心。”就是这句话令我羡慕万分，因为我只能仰赖别人的手，写我的心；但正因为如此，我更能体会什么是束缚和祈求，什么是珍惜和感恩。

当我碰到一些想不通、说不明白的医学和疾病的问题时，我也很幸运地遇到好多位医生，比如：戴毅大夫、杨洵哲大夫；以及因为我对医学常识的无知，而踌躇不前时，正巧金丽日大夫、韩菲大夫、徐丹大夫及范思远大夫轮值查房，这几位医生不厌其烦地为我释疑解惑。韩菲、范思远两位大夫还替我上网找到了许多资料，当作课外读物，供我参考；他们两位和王含大夫在百忙当中，更是抽出时间，义务为本书检校把关。此恩此德，山高水长。

王含大夫还联系上医院的安宁志愿者陈隽女士，帮我编校书稿及储存电脑文档。假如没有陈女士的文采和协助备份书稿，我和小王使用的那台老掉牙的笔记本电脑，就会吞噬掉我们的心血。

（四）

在《牧羊人的奇幻之旅》中，提到当一个人决心做成某件事的时候，他会发觉整个世界都有人出来帮忙。这本书能够顺利完稿，我还要感谢送我平板电脑，方便我和小王写书的老朋友；他和另一位与我相交三十年的挚友，为了出版的事情而费心费力，有朋如此，夫复何求。没有这些人的激励、支持与引导，我不敢动笔，也不会知道如何完成此书。

曾经读到许倬云先生的一篇文章，其中说道："够用是富，不求是贵，无欲是福，少病是寿，感恩是喜。"当时，我就是不懂，为什么感恩是"喜"，而不是"谢"？

虽然我因病失去了双手双脚的运动能力，但我发现身边有那么多朋友的鼓励与帮助，我已经变成了千手千眼的不动菩萨，而我的内心更是充满了感恩与喜悦。谁能不说："感恩是喜？"

（五）

回顾过去10年的写书岁月，从2008年动念开始，到今天完稿结束，犹如雪泥留鸿爪，漱石磨断剑。这期间，时写时停，时断时续；我瘫睡床上口述，劳心劳神，小王枯坐床边动手抄录，费力费时。外人也许很难想象这些艰困的情境，但个中滋味的辛苦甘甜，对于我们这个"写作双人组"来说，将会是永生难忘的！

（六）

中国协和医科大学出版社此次出版这本医学人文品类的图书——《只有病人知道》，可以说秉承了北京协和医院积淀百年的文化精神。除了治病疗伤，医院还能注重病人的“人文关怀”，医护人员也能与病人的心灵，相向而行，交流沟通。这样的医院才算是“医学知识、医学技能、医学人文”三足鼎立，合力撑起人间的一座圣洁殿堂。

与其诅咒黑暗，何如点亮蜡烛。这个世界上，有许多人在病痛残疾中奋斗。有些人纵然无法改变自己身患绝症的命运，但他 / 她们会因为“真爱”的力量而坚持拼搏。就像千万支燃烧中的蜡烛，他 / 她们汇聚在一起，照亮处在黑暗的人们，用心灵去拥抱生命，用生命去充实生活！

2008 年，动念开笔；

2014 年，底稿初成；

2017 年，续稿重生；

2018 年，收官封笔；

十年磨一剑，一抚一伤神。

余健栋　口述

王泽秀　执笔

2019 年 5 月于北京协和医院

目录

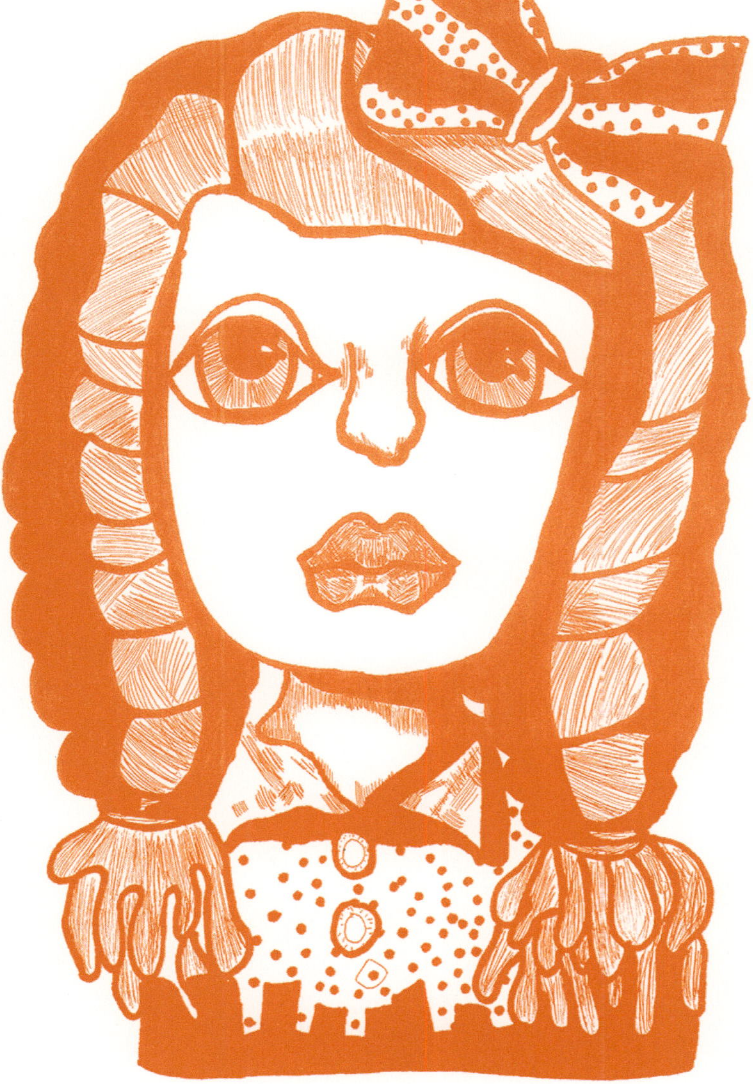

第一篇

我与『渐冻君』的邂逅

第一章　冰冻的乐章

序曲：西窗外的礼花

1999 年的春节，刚过完没几天，街道两旁到处都有孩子们在点放烟花爆竹，空气里弥漫着一股股的硝烟味。余大坐在窗旁的书桌前，摊开练字用的毛边纸，这几天余大发现他写字的右手手指在握毛笔的时候，似乎有点不听使唤。余大并不在意，他以为是最近在办年货，从菜市场走回家，左手提着瓜果蔬菜，右手抓着鸡鸭鱼肉，两手过度劳累所造成的。

窗外的鞭炮声此起彼落，不时还夹杂着冲天炮，带着咻咻的响声，消失在漆黑的天空里。余大侧过头看了一眼，睡在书桌旁的母亲，老人家睡得很沉，丝毫没有被窗外的吵闹声惊扰到，隔壁的卧室还会传来老父亲的呼噜声。余大收拾好桌上的文具，轻轻地离开卧室，睡在母亲床前地上的"小白"，乖巧地跟在他的身后到了客厅。余大还要和住在美国的爱人联络，顺便打听在大陆工作的孩子们消息。过春节了，余大也该和退休前服务的国际机构朋友们打声招呼，拜个年。

“小白”是博美犬和狐狸犬混血的宠物狗，它是余大在街旁停车场捡的流浪狗。余大当时正经过停车场，看见一只脏兮兮的小狗，被几条大野狗围堵在角落里。小狗摇着尾巴，用急切的、求助的眼神看着余大。余大把小狗抱回家后，送到兽医院检查，才知道小白狗原先身价不凡，如今又老又病，它的牙齿已经掉得差不多了。余大还是第一次看到小狗静脉输液。经过医治调理，小狗回到余大身边的时候，洁白的茸毛衬着头顶上的粉红蝴蝶结。从此“小白”就成了余大家中的一员。

首部曲：颤抖中的音符

01 冷月照疏林

2000 年的春节刚过，街道上的商家还在为了新的一年和新世纪的到来而忙碌。只有余大心忧地发觉他的右手虽然有感觉，但是活动越来越不方便，甚至已经不能抬举了。过去这半年多以来，每天余大回到住家的公寓楼，走进电梯后，他需要甩着手臂才能够碰触到顶楼电梯的按钮。

余大原以为自己得了“肩周炎”，所以也就并不在意，更何况余大服务的机构正在进行与另家机构合并的计划，所有劳神烦心的大小事情，都会和余大沾上边，他抽不出时间，更没有心情安排身体检查。

不过，余大还是在医生朋友的安排下，到医院接受各种检查。这是余大第一次的肌电图检测，那种“刺、痛、酸、麻”的感觉，真不是言语可以形容的滋味。

从大夫的严肃表情和口气，余大知道自己极有可能得的是一种运动神经元的病变，这种渐进式退化的病会使得病患的肢体及躯干渐渐失去运动功能，最后因为心肺衰竭或感染并发症而死亡。

为了确诊，余大到了另一家医院，接受了第二次肌电图的检测。不久之后，余大又从网上找到一位大夫，也是治疗他这种病的专家，余大去接受了第三次肌电图的检测。他对于自己能够咬着牙忍受三次电击的勇气，都不得不感到惊讶。这位大夫虽然没有为余大开处方药，但是她提到生活品质的重要，而且也建议余大接受物理治疗。

02 寒冰压细柳

余大的右手越来越不听使唤，手背水肿消了后，手部虎口的肌肉也渐消瘦。很快地，左手的问题也出现了，两条腿的肌肉也像手臂一般，有的时候会颤抖几下。余大从医生的说明及互联网的资料中，大略地知道，他得的这种病的发展进程。余大就像驾着一艘宇宙飞船，被吸入黑洞时，对未知的将来抱着恐惧、失控的感觉。

余大躺在家中的卧床上，本想听听歌曲，但他记起看诊时医生说的结果，他担心自己会很快死去！“心肺衰竭”会是什么样的死法？独生子的他留下年迈的父母怎么办？

当他听到潘越云唱的《桂花巷》时，伤心的余大哭了。他好像看到那只断了线的风筝，“随风浮沉没依靠，一旦落土低头看，只存枝骨身已烂”。他感受到歌词里的那份无奈、无助与孤独。这是他第一次因为他的病而流泪。

没过多久，余大已经能够甩掉心中的不安，平静地面对现实。那段日子里，孤清的余大思天想地的，不是“爱”的浪漫或激励，而是如何靠自己去解决“渐冻君”抛过来的一个个生活难题。当他的手无法扣衣服的扣子时，他改用拉链；无力系鞋带时，他改穿布鞋。当他病情又进一步退化时，他改穿松紧裤；无法握笔写字签名时，他请人代刻一个专用印章代替。

但现实是冷酷的，很快地，余大发现他走路跌倒的次数越来越多。余大第一次跌倒是在办公大楼的楼梯间，接着在办公室、在会议厅、在饭店、在街道旁、在卧室、在客厅、在天台……

余大这时已经有了心理准备。跌倒不过是为了再一次站起，他能够从容地在什么地方跌倒，就在什么地方爬起来。余大甚至将他每次因腿部失力而跌倒的时间、地点及在现场扶他的同伴姓名都输入电脑，做成记录。

余大的双手虽然不能操作电脑，但他在许多年前从电视中看到，口足画家如何用嘴咬住画笔作画。余大请人代他买了一双炸油条的长筷子，他学会了用门牙和臼齿，稳稳地咬住筷子点击键盘，输入资料。余大已经忘了每次跌倒时的惊恐与尴尬，他因为能够突破电脑打字的困难，而特有成就感。但是，在多达 20 余次的跌倒记录中，还是有两次经历，令余大心有余悸，毕生难忘。

除了几家西医医院外，余大难免也像许多得了绝症怪病的患者一样，有可能的话，尽量寻求不同的医治方法。他看过中医及一些民俗疗法，如推拿、针灸、按摩和刮痧。

有一次，余大从某家私人中医诊所出来，跨过门槛时，脚底一软，整个身体向前扑倒。余大试着抬起手来，挡住迎面扑来的砖块路面，但是双手根本无法举动。那种感觉就像看 3D 立体电影一般。余大跌倒后昏迷不醒，幸亏司机小吴赶到，抱起余大，直奔附近医院的急诊室，余大的下巴碰裂的地方缝了五六针，才算了事。当余大看到他年长的老板闻讯后，匆忙赶到急诊室外守候，余大就像见到自己亲人一样，他哭了。这是他第二次因为他的病而流泪。

另一个使余大难忘的跌倒经验，是在某次风雨交加的夜晚。余大带着“小白”到顶楼上面的天台散步，一时疏忽，余大蹲下身子，就再也站不起来了。无知的“小白”或许感到情况不对，绕着躺在地上的余大，又蹦又跳地转了两三圈后，独自跑下楼回家了。

余大平生第一次喊救命，可是他也知道，这种时候不会有人到天台来的。余大望着天上飘过的朵朵乌云，细雨洒在脸上，顺着眼角流下，分不清是雨水还是泪水。这是余大第三次因为他的病流泪。

躺在地上的余大，可以感觉得到，从背心传来的阵阵凉意。也不知道过了多久，家中的保姆及“小白”双双出现在余大的身边，原来她见到“小白”跑回家，过了一个多钟头，还不见余大回来，这才跑上来瞧瞧；可是保姆的力气不够，拖不动余大，只好找到门卫保安帮忙。几经周折，才将余大送回了家。这是余大一生中最难过也是最长的一天。

经过几次惊心动魄的摔倒后，余大知道他必须再一次面对现实，接受现实。他买了两部一大一小的轮椅，他称呼这两部车为他的大 B（奔驰）及小 B（宝马）。大 B 放在办公室，小 B 放在后备厢。自从有了轮椅，余大终于享受到方便与安全。他坐着轮椅上下班、逛公园、上菜场及下馆子、看电影……余大有了轮椅后，总是笑称自己终于“如病猫添翼，如旱鱼得水”。他甚至找到了小时候坐在轮椅上，到处溜达玩耍的欢乐感觉！

03 风树孤星泪

第一次听到年逾 70 岁的父亲说自己是“风前烛，瓦上霜”

的时候，余大的内心是又惊又怜，惊的是岁月无情，怜的是老父的心情。在余大的印象中，父亲是位正直、刚毅、不求名利升迁，而又深得朋友同事尊重的人。父亲自幼酷爱诗词，每天操练“八段锦”及写日记，数十年如一日，从不间断。

古人说过：“诗言志。”余大记得在父亲许多诗作中，有一些印象特别深刻的，比如：“清风在袖余身润，明月随肩映鬓霜。”“依稀往事空回首，辛酸况味倩谁知；尚余岁月如朝露，情若能忘转羡痴。”“倥偬戎马逐征尘，百战艰难驱寇雠；终得汉关秦月永，照人归梦好还乡。”余大觉得这几首诗句，正足以表现父亲持身、悼亡、思乡、爱国的情怀。

父亲也教余大练习毛笔字，诵读《归去来兮辞》《陋室铭》《五柳先生传》《古文观止》《东莱博议》，这些文章对余大日后的性格或许多少有点影响。

余大小时候很调皮，上学不走大路，专挑田埂和草径；回家不走大门，就爱上树爬窗户；还会躲在柜中偷吃母亲酿的米酒和留下的水果。在余大的记忆中，父母从不责打自己。唯有一次在初中时，余大用自制的竹标枪，射破邻居的玻璃，父亲要余大站在孙中山先生照片

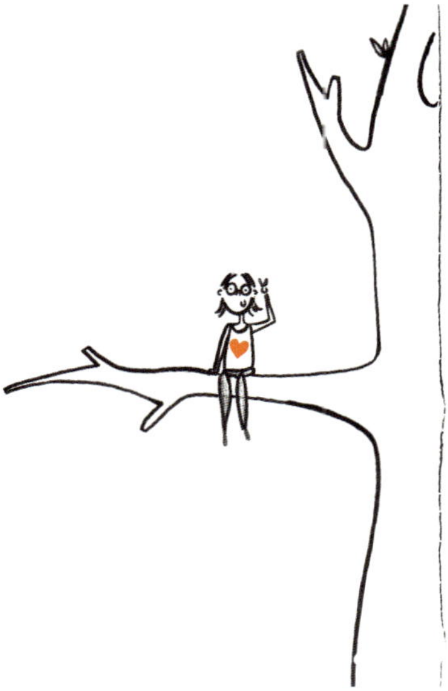

前，自我检讨了一个上午。

余大的父母从不向他们的独生子，提出金钱或物资上的任何要求，而他们对孩子只有关爱，没有溺爱。余大记得在高中时，参加英语演讲比赛，父亲为了鼓励余大，特地到达会场，但是又怕余大分心，就悄悄地坐在后方的椅上，还侧着头，不和余大的眼光接触。比赛结束后，余大捧着冠军的奖杯到处寻找父亲，才知道父亲早已离开会场。余大知道，父亲要告诉他的只是一句话："只问耕耘，不问收获"。

余大听说自己出生时"蓝衣挂带"，原以为是像古帝王的诞生异象，后来才知道是脐带缠身，因为缺氧而变成了蓝宝宝(blue baby)。所以母亲格外疼惜余大；因为怕过不了"被窝关"，母亲整夜坐在床上，抱着余大睡觉。当小余大得了水痘怕受风，母亲整月搂着余大，足不出户。上小学夜间补课时，母亲必到学校接送回家，余大就靠着母亲的身体，边走边打瞌睡。初中时，余大的成绩不好，母亲到处访求名师为余大补习功课。

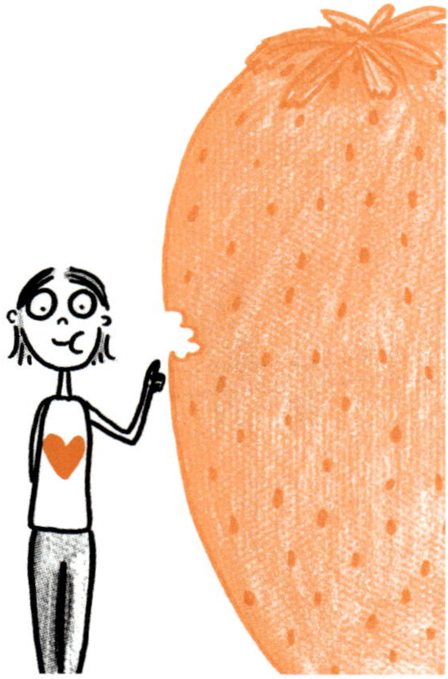

余大到美国求学做事，母亲在家等候，时时以泪洗面。数十年晃眼而过，余大病残之后，回忆儿时

往事，历历在目，刻骨铭心，也就更加自觉愧对母亲推干就湿、倚闾望归、教善导正之恩德。

余大自从得病之后，一直不敢向父母说明病情。但是，每天坐着轮椅上下班，经过他们的面前，尤其是当下班后，保姆推着他到母亲的房间，余大伸着头，让母亲吻他脸颊的时候，余大可以看到父母眼神里，透露出的那份爱怜和疼惜，而余大每次总是很快地避开他们的眼光。

2002 年农历十月及 2005 年农历二月，余大母亲及父亲，分别以 86 岁及 96 岁高龄辞世。余大坐着轮椅，亲手安排送走两位老人，他悬在心中的两块巨石，终于缓缓地落下。这些年来，藏在余大内心深处的担忧，就是恐怕“白发人送黑发人”，自己因为得病而走在两老之前。所以，余大在知道得了绝症后不久，就悄悄地趁着还能行动，替父母的后事预先安排妥当。

但是，父母亲的过世仍然使余大的心中无比的伤痛。因为余大自小就从父母亲那里受教最深、受恩最重，却又时常惹两位忧心与伤心。而今，孺慕亲情，慈恩不再，余大更能深一层地体会“树欲静而风不止，子欲养而亲不在”的那份锥心之痛。

在母亲去世后，跟她最亲的“小白”也变得无精打采，整天躲在阳台的狗窝中，每逢有人叫它，或是完全不理睬，或是垂着尾巴出来转一圈就回去了。不到两周，“小白”被送进兽医院，因为肾衰竭，也永远地离开了余大。

04 洗砚墨留香

一辆墨绿色别克青鸟牌轿车驶进办公大楼地下停车场。司机小吴将余大抱下后座，安置在他的“大 B”轮椅上，然后余大的爱人推着他到楼上的办公室上班。余大服务的机构领导及同事们对他的优容待遇，令他非常感动；他们改建了无障碍空间，方便余大的出入及使用。虽然手脚无法行动，但是到处还是可以看到余大坐在轮椅上的身影。在余大的办公室，同事们帮助余大将他口述的编写或审校后的稿件输入电脑。

长久坐在轮椅的余大，双腿时常会感到冰冷，他的爱人就会用两个电暖袋当作绑腿为他取暖。十多年后住在医院里，陪护小王发明了一种方法：她在替余大擦拭完毕后，用吹风机的微风，将余大全身吹干。那种感觉对于瘫痪的病人，尤其是一个渐冻症的患者来说，只要注意不被灼伤，真的是如沐春风，通体暖和。

许多年前，余大曾经听说过一本书《时间简史》，作者是著名科学家斯蒂芬·威廉·霍金；他在 21 岁的时候就得了运动神经元病（motor neuron disease，MND）的肌萎缩侧索硬化（amyotrophic lateral sclerosis，ALS）。虽然霍金已经无法言语，四肢也无法活动，而且需要依靠电动轮椅代步，但他在得病后，仍然继续活了超过 50 个年头。

霍金在物理学及天文学等方面的贡献如日中天，举世同钦，在人类的三观（人生观、价值观、世界观）之外，他增加了另一个的宇宙观。余大常想自己居然得了与霍金相似的病，真不晓得应该说是“三生有幸”，还是不幸中的大不幸。余大知道霍金像是天上的太阳，而自己是地下的小草，两人无法相比。但是《时间简史》倒是给了余大一丝灵光，他希望能亲手策划及编写，一本能够简单介绍经济成长和某些特定产业发展关系的书刊，也算是他对自己工作的交代，更是他对服务机构的丁点回报。

余大的构想，在开始时，并未得到最高领导的完全支持，他们要余大证明自己计划的项目能够被市场接受。于是，余大咬一咬牙，不惜抛头露面，请同事推着坐在轮椅上的他，到处去拜访好几家企业及银行的负责人。所幸这些朋友们全部都是二话不说地支持余大这项有意义的工作。当一张张 20 万元、30 万元、50 万元的支票汇入机构的银行专户，余大私底下流出了感谢的泪，但他内心淌着激动的血，这是他平生第一次，也是最后一次，向他的朋友们开口要钱。

经过一番周折和努力，余大和同事们终于将这一部简史系列顺利完成。当新书发布会和有关的研讨会举办时，余大赶到会场，里外转了一圈，然后他坐着轮椅，躲在展示牌的后面，看着与会的领导们、嘉宾及观众鱼贯地进入会议厅。当大门关上，主持人宣布会议开始后，余大由他的爱人推着，登上了小吴的汽车，悄悄地离开了会场。虽然余大舍不得离开亲爱的同事们，他知道该是他退场的时候了。

05 振翅雁双飞

2005 年 10 月初，余大办完退休和辞职的手续，立刻和爱人由一位朋友陪同，带着他的“大 B”轮椅，搭机赴大陆探视孩子们。余大没有将他的行期告知亲友及同事们，因为他承受不了惜别的那份伤感。虽然这时的余大四肢不能活动，但是他能吃能喝，能说话，他热切地期盼能够回来和他亲爱的同事及朋友们再相聚。他勇敢地向前迈出了一步，他知道前途不会是康庄大道，却未曾料到前方等着他的竟是断崖峭壁！

隆隆的引擎声将飞机送上了蓝蓝的天空。机上的服务人员安排余大一行人坐在舱门的旁边，因为那里有宽敞的空间。透过窗外的白云，余大想象着，似乎看到了底下的江南水乡泽国，阡陌良田。此时的余大心中感慨万千。他在海外的国际机构工作超过了 30 年，和他的爱人一起旅游，算是到过了五大洲，三十几个国家和城市，可就偏没有机会来过神州大陆。如今拖着残疾的身体回到自己出生的地方，余大默默地念道："万般多难此登临，再回首已百年身！"

2005 年两岸直航尚未开通，余大他们大清早就摸黑赶往桃园机场。飞机到达澳门，在候机室等了近两小时，再搭原机启程。在飞机上，同行的友人或许因为是第一次坐飞机，也或许是从未到过大陆，兴奋地坐立难安。一会儿起来舒展手脚，一会儿走到舱门窗口，向外张望。

闭目养神的余大也禁不住心潮起伏，不免左思右想，正好打发时间。这时回忆起过去的五六年间，为了治病的需要，他至少看过 20 多位中西医等专家及民俗治疗师。余大一时兴起，将这些医生分成三种类型：

麻辣型：这一类的大夫有许多都是专家级的。他们学问渊博，经验丰富，可是性情急躁，有时甚至会毫不留情地斥责病人。他们对重病绝症的患者会满嘴可怜，可是从他们的语气中反而只能够听到丝丝的兴奋。他们或许手腕上带着一串念珠，或许在脖子上挂着一个十字架；但是，病人坐在他的面前就像犯人面对法官，或是小偷见到公安，自然而然地产生不安及罪恶感，后悔自己不该生病。

冰霜型：病人面对这类的大夫，就像靠近一座冰山，大夫的脸上没有一丝表情，病人在他们的面前，就好像是一具人体标本。他们看到的是“病”，而不是“病人”，只不过“病”对这些专家们来说，早已经是“司空见惯”了；当他们问诊的时候，包括写病历及处方的时间不会超过三五分钟，把脉的时间也不过三五秒。病人或许也会后悔不该生病，竟然遇到这种大夫。另外，“职业麻木型”及“职业懒惰型”的医生或许也可以分在这一类。

儒雅型：此类的大夫温文和气，病人与他接触，很自然地就产生亲切感和信任感。这些大夫真的做到了“医者父母心”及孙思邈“大医精诚”的境界。

余大坐在狭窄的机舱座位上，机长的广播声打断了余大的胡思乱想，原来是快要到达目的地了。机舱内开始人流穿梭，有的乘客收拾好行李，系好安全带，有的旅客解开安全带，跑到洗手间，寻求最后的释放。一阵忙乱之后，机舱内恢复了安静，飞机轻盈地降落在目的地机场跑道上。舱门打开后，乘客陆续地离开，这时进来几位年轻的地勤人员，他们熟练地将余大安置在小型推车上，送出了飞机，一路绕道而行，顺利过关。余大坐着推车，参观了高大宽敞的机场候机室及走道，也深深地感谢这几位年轻人的陪护，他们总是回答说：“没事儿”“甭客气”，那种自信的笑容及专业的接待，令余大印象深刻。

二部曲：寒江上的扁舟

01 青烟锁台榭

古城已有千年历史，随处一站，顺手一指，照着方向走去，总能遇到名胜古迹。余大在过去工作出差，遇有周末假期，都要找机会参加半日游或一日游。如今，出行虽然不方便，余大仍然兴致勃勃地计划着，要好好地游览古城风貌。

这天，余大和家人租了辆面包车，余大坐在轮椅上，被安排在后座的行李区，一行人浩浩荡荡地来到某处名园。这里有远山近水，翠堤绿柳，亭台楼榭。在中国大陆的风景区到处都是人挤人。余大想起许多年前，某次高校作文答卷中，有位考生写道："站在台北街头，看到的都是人头。"这一刻在名园中，余大环顾四周，看到更多的是扶老携幼，或是手提相机的人群。

余大他们来到湖边的一座小楼台，这里三面环水，向湖心望去景色宜人。余大和轮椅挤在人群中，家人们正好外出观景。忽然余大发现四周青烟袅袅，雾气迷茫，原来是前后左右的游客们几乎人手一支香烟，余大只能屏息以待家人，回来救他逃离这个"二手烟阵"。余大没有想到的是他那已经衰弱的肺功能，因此受到了严重的打击。

02 彩羽啼无声

余大游园归来，带回一身香烟味。没过两天，余大就开始迷迷糊糊，神志不清。据说，有天快递送来一份邮件，半昏迷的余大心生幻觉，怀疑这是外国特务寄来的信件炸弹，坚持不准家人拆封。后来提起这件事，余大竟是印象全无。

扮演007情报员的当天晚上，余大就完全失去了意识，虽然家里准备有氧气筒，他的血氧饱和度从正常人的97%、98%，最后下降到64%。而且因为余大肺部功能衰竭，体内二氧化碳潴留，无法排出体外。幸亏家人立刻联系国际救援组织（ISOS）派来医务人员及救护车直接将余大送往医院。

余大被送往急救室时，已经停止呼吸。大夫告诉家属要有为病危的余大安排后事的心理准备，即使抢救回来，余大极有可能成为植物人。没有经过太多的犹豫，家人立刻签了同意书，促请大夫马上进行抢救。

余大从急救室被送往重症监护室（intensive care unit, ICU）。这时的余大可以说是“五管齐下”——除了胃管、输液管、尿管，还有绑在一起，插入口腔中的口咽通气管（吸痰用）及连接呼吸机（ventilator）的气道插管。除了这些插管外，余大的手臂上还绑着量血压的气袋，每隔一段时间就会自动充气。余大的胸前还连接着好几条接着心电图的电线。

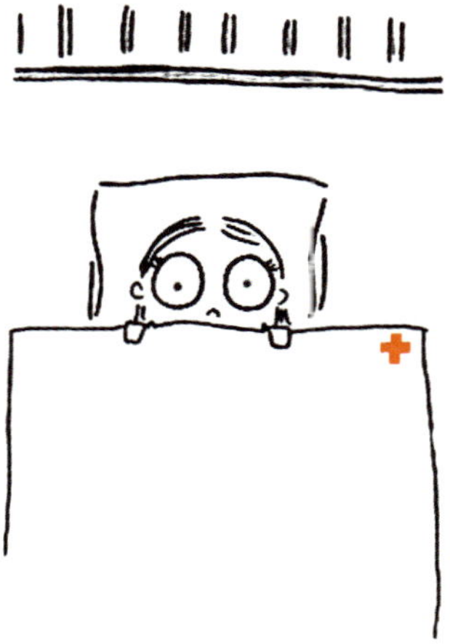

不知过了多久，清醒后的余大躺在ICU病床上，觉得自己好像是个正在充电的

机器人。虽然不能动弹，但他可以斜着头向左看到一幅非常漂亮的翠绿色隔帘，帘子后面不时传来隔床病人阵阵喘气和咳嗽的声音。余大被翻过身来的时候，斜着头向右可以看到成排玻璃橱柜，里面放着许多瓶装的营养液，余大猜想这些大概就是他的粮食了。

在 ICU，余大最期待的就是每天下午半个钟头的亲友探访时间。他最痛苦的就是插在口腔中的那两根塑料管，下面压着舌头不能动弹，上面磨破了口腔的上腭，可以说是“痛在嘴里口难开”。

被困在 ICU 的余大，醒时度日如年，睡时如梦似醉。但有件事，余大还记得很清楚。有天，余大正在似睡非睡的时候，耳旁响起了一个男声，说道：“你知道自己得的是重病绝症，或许早已没有求生的欲望。但这次能够绝处逢生，就应该坚强得活下去。”这个声音接着说，他让余大停用呼吸机而改用自主呼吸，结果只能坚持九个多小时，所以他建议余大考虑接受气切手术，这样就可以有更多的保障。10 多年后，余大回想当时在 ICU 的情景，只记得自己时睡时醒，但总是睁不开眼睛，虽然听得到别人说话，却不能示意回应。

余大后来根据经验猜想，对于一个被认为是昏睡不醒、无法动弹的病人来说，“话疗”或许还是有些效果，可以刺激病人的听觉和大脑的某些部位。

进行性神经肌肉呼吸衰竭是 ALS 最常见的死亡原因。有些患者会选择气管造口术和永久性通气。这种气切插管手术（endo-trachial tube procedure）是在气管部位做切口，插进塑料喉管，一头有气囊，充气后就可以堵住气管，让另一头接通呼吸机的空气直接进出肺部，而不用经过上呼吸道。因为空气没有通过声带，所以无法发声。不过，喉管的气囊抽气以后，还是可以说话的。余大并不知道气切手术的究竟，但是在后来的几天中，当他被咨询时，出乎家人意料之外，余大毅然决然地同意接受气切手术。

余大被送上手术台时，他听到的最后一句话是："别紧张，这是很小的手术，一会儿你就会睡着了。"余大醒后，发现他又回到了 ICU。过了 3 天，余大被送进病房。当他从昏睡中醒来，看见含泪的爱人和陪护小王站在床尾，又看到床旁的呼吸机及连在自己脖子上的呼吸管，余大在惊慌中泪奔了。因为气切手术的关系，他没法听到自己的啼哭声！

03 海角寻梦还

"人生如梦，有梦最美"。其实，梦可以是美梦，也可以是噩梦。梦不一定非得是正儿八经的宏图大志。梦可以像庄周的蝴蝶梦，十年一觉的扬州梦，也可以是黄粱梦、南柯梦、白日梦。梦更可以像是卧龙岗的诸葛大梦。总之，做梦是人体一种正常的生理和心理现象。虽然日有所思，未必夜有所梦，但从未做过梦的人，想必也不能够领会梦醒时分，那一刻的特殊心情与感受。

余大记得小时候常做梦，就是长大以后，也还会梦到卡通人物，闹剧式的梦境。有一次，余大从梦里嘻嘻哈哈地笑醒了。原来他梦到和儿时的玩伴同在田间玩耍，用收割后还连着土块的稻根当作手榴弹投掷，有个玩伴不小心跌了个“狗吃屎”，逗得大家捧腹大笑，在笑声中余大醒了。

余大住进医院后躺在病床上，有的是时间睡好觉。他把睡觉的种类分成：回笼觉、饭前觉、饭后觉、睡前觉、睡后觉、睡中觉。睡觉的次数太多，做梦的机会就跟着多了。最让余大喜欢的就是梦到自己变成在天空飞舞的燕子，可以看到地上的小桥流水，花榭楼台。梦醒之后，还有那种上下翻飞，无拘无束，飘飘然的感觉。余大也曾梦到已经故去的父母亲带领着自己，像小时候一样进城下馆子吃饺子，看电影。梦醒之后，总会使余大泪湿枕巾，黯然神伤，久久不能自已。

余大也像许多人，做梦之后往往不记得梦的内容，只知道做了个梦。余大有位朋友，居然能够在梦醒之后，上趟洗手间，回来继续做同个梦的续集，这种本领不是随便可以拥有的。

余大在送进急救室抢救后，又被送进重症监护室（ICU）前后十三四天。这段时间余大处于半昏迷状态，整日里恍恍惚惚，似睡非睡，时睡时醒。等到余大清醒后回到病房，他还依稀记得在 ICU 的时候，曾经做过许多梦，对于其中几个梦，他特别记忆犹新。

余大记得在 ICU 的第一个梦，就是他的下半身从腹部以下被切开了，上半身被放在大木桶中。桶里面放着冰块和药水，余大在冰凉的药水中载浮载沉，边治疗边戏水，煞是好玩。（其实，当病人出现高热的时候，护士就会用冰袋置于病人的腹股沟或腋窝以退热。余大的这个梦很有可能就是反映了他在

ICU 的状况。）

余大的第二个“ICU 梦”更是他津津乐道的故事。余大梦见自己说话没有声音，但是话中的每个字却从楼下慢慢地顺着楼梯往上飘起来。这时候有好几个像卡通片《小飞侠》中的小精灵，背上长着一对透明翅膀的仙女，捧着花花绿绿的鞋垫，追逐着飘浮在空中的一块块字片，然后将这些字块贴在鞋垫上。（离开 ICU 后不到半个月，余大惊奇地发现，陪护他的小王坐在病床边绣着鞋垫。此后十几年，小王一直照顾着余大，也只有小王最能够听得懂余大的唇语，也最能胜任余大的翻译和写书的代笔工作。）

余大的另一个“ICU 梦”是见到了荷锄葬花的潇湘馆主林黛玉。他清楚地记得他看到了林黛玉的纤纤细手捧着朵朵花瓣，甚至听到葬花词的吟唱：“侬今葬汝人笑痴，他日葬侬知是谁。”（余大被送进急救室时，大夫已经准备签发病危通知书，余大这时虽然昏迷不醒，但在清醒后或许意识到病情的严重性，因此才有葬花之梦。另外，令余大觉得好玩的是，住进病房三四年后，医院的护理中心派来一位护工，她的名字叫“黛玉”。）

余大在 ICU 还曾梦到参加电影《OCEAN 11》的劫盗团伙。余大和这些外国小偷们称兄道弟，坐在敞篷车里，飞驰在高速公路上。只不过电影里的神偷们盗窃的是黄金、美钞，而梦中的余大偷的是杯盘碗筷。（事后，余大猜想这个梦很有可能，是他在梦中感到饥饿时做的。）

2005 年 11 月底，余大被送进 ICU，在那里他梦到能源危机后，中国有家公司及华人华侨，在澳大利亚购买当地的煤矿公司及太阳能公司。后来，2008 年底及 2009 年，余大从病房的电视报道中，惊奇地听到中国兖州煤矿公司成功地并购了澳大利亚的一家煤矿。

04 红梅傲霜雪

呼吸机的荧屏正显示着余大的呼吸潮气量。余大比起其他上呼吸机而又神志不清的病人要幸运得多，因为连接病人和呼吸机的塑料通气管有时会出现微小的破洞，影响送气量或呼气量，但又不太会触动呼吸机报警。时间久了，余大就可以感觉到肺部逐渐累积的不适感，这时余大就会请护理人员找出漏气的破洞，更换呼吸管。余大也会隔三岔五地提醒护士，注意照应其他使用呼吸机的昏睡病人，避免类似情况发生。

余大知道他和呼吸机已经是分不开的生命共同体了！时间悄悄地流逝，余大已经能够调适自己的心情。他好像也恢复了过去的乐观与积极的精神状态。他的病房不时地传出笑声，经过的人们禁不住会探头查看究竟。原来这些笑声来自照顾他的护理人员。

余大自从气切手术后，说话主要是借着唇语和口腔音来和护工们沟通。因为有许多音同字不同，或者嘴形相同的词句，于是常发生误会，闹出令人啼笑皆非的笑话。比如“墙壁”听成“枪毙”，“小便”“大便”听成“炒面”“打牌”，“善意的谎言”变成“西门的花园”，“楚霸王项羽”成了“猪八戒下雨”，“公鸡”听成“恭喜”，“脉搏”听成“抹布”或“外婆”，结果弄得护工们猜错意思，捧腹大笑，而余大也只能哑口无言，哭笑不得。

自从住进医院，余大这辈子从来没有遇见过这么多的医生护士。每三四个月轮换一批主治大夫及专家教授，护士们更像是“铁打的营盘，流水的兵”。余大为了防止记忆力衰退，特意试着去记住医护人员的姓名，而且在大夫们查房的时候，余大还跟他们侃大山、讲笑话、猜谜语及脑筋急转弯。对余大来说，这些都是珍贵的“话疗”和“神吹”，而他也因此获得了更多的宝贵友谊。

虽然余大的脖子上套着一条锁链（呼吸机的通气管），余大还是可以借着自主呼吸脱机两三个小时。在主治大夫的同意与鼓励下，余大每隔一段时间就请护工推着坐在轮椅上的他，到医院内的花园里逛逛。

有天早上，医院看病的人潮还未出现，花园的大门也没打开，陪护小王推着余大到了一处阳台的角落休息。这时天色微亮，空气里透着清新，还飘洒着毛毛细雨，当雨丝淋在余大的脸上时，就像旧友异地重逢，余大的眼睛模糊了，分不清是泪水还是雨水，他的心底涌上说不清的感动！余大记起了那年和“小白”在天台散步，自己摔跤跌倒躺在地上，雨水淋在身上的场景。

余大记得小时候随着父母亲进城游玩，下馆子对小余大来说是最兴奋的事了。每隔几周，只要天气晴朗，余大就会请假，带着呼吸机和备用电池，外出到花园长廊或喷泉池旁，点外卖和陪护们野餐，这也算是余大住院生活的小插曲吧。

为了避免他的无声语言造成护工们的误解与困扰，余大开发了一套面容沟通术，他用眯眼睛、眨眼睛、耸鼻子、皱眉头等方式来表达他想请别人帮他做的不同事情。

余大更进一步教会了护工如何操作笔记本电脑（办公软件及游戏软件）。她们除了可以陪余大玩一些电脑游戏，消遣时光外，更重要的是，余大靠着她们的帮助，将他自己得病后的一些观察与感受，输入电脑。

余大记得有句广告词“青春不留白”，而今，青春不再，余大又得了这种怪病绝症，就像经历了一次次的风霜雨雪，他想为自己留下些记录，算是对“生命不留白”做个交代，也应了那句老话：“不经一番寒彻骨，怎得梅花扑鼻香。”

05 秃笔续残篇

在这个世上找不到根治“后悔”的灵丹妙药，所以世人的心中多少总会藏着掖着许多丢不掉，也忘不了的伤心往事。余大难免也会有些永远的痛，他也知道消炎止痛的药引子就是“向前看”。但是，住院的日子太过单调平淡。有些幸运的病人可以期待病愈出院；余大的脖子上挂着呼吸机的通气管，他已经离不开呼吸机了，他不知道他还能期待什么？每天睡醒以后，睁开眼睛向前看，他看到的总是病房对面墙壁上的挂钟，整个白天映入眼帘的还是这个挂钟。晚上熄灯睡觉前，最后看到的又是这个挂钟。余大开始问自己时间到底去哪儿了？不能动弹的他还能做些什么？过不了多久，他期待完成一项不可能完成的任务。

余大在美国读书工作30多年，退休后曾经为一家研训机构，负责督导出版业务，也曾编写有关产业及企业家的系列书刊。现在他希望能够将其中的几本书重新合编成一本精华版。但是，这项工作需要具备对专业知识及历史背景的了解，余大没有办法完全依靠陪护他的护工们的帮助。幸好有位热心的年轻大夫听了余大的心愿后，帮他在大学的BBS网上，贴上一则招聘助理的广告。从五六份应聘信函中，余大选出两位年轻朋友前来面谈。

当这两位应征者带着好奇心来到医院时，相信他们事先也不敢想象，约他们谈话的人居然是个躺在病床上不能动弹，而且说话没有声音的白发老头。这可能是一次前无古人，后无来者，不可思议的面试经验。

通过余大的爱人及护工小王的翻译，余大总算将自己的计划告诉了这两位应征者，余大恳请他们帮助完成他的梦。不知道是否出于同情心，还是出于更强烈的好奇心，这两位年轻朋友居然都答应了余大的请求。于是，在原出版社的同意下，一场壮烈战争在鸦雀无声的病房中静悄悄地开战了。

余大的战斗对象很明确，就是那几本电子书稿，他的武器是一台笔记本电脑。可惜的是他这个司令官，发号施令的时候没有声音，又不能亲自动手指挥，弄得两个轮番上阵的战士，坐在笔记本电脑前束手无策，急得额头直冒汗；幸亏他们聪明过人，战场上的信息沟通障碍很快就被消除了。不到一年半的时光，新书终于出版。

余大的“筑梦三人组”没有得到出版商分文稿费。当新书摆在余大面前时，他的心情出奇地平静，没有丝毫的兴奋。这本书的出版并不要紧，重要的是余大因此有缘结识了两位有情有义的年轻朋友，他们陪伴余大度过了500多个有滋有味的日子。在随后的时光里，他们还常来医院探望余大，报告他们在各自单位的工作情况，更为余大带来吃食点心和无比的关怀及友情。

三部曲：苍穹下的流星

01 盛世庆余生

2008 年初，一场暴风雪在中国造成了重大的灾难，寒冰冻雪在许多地方压折大树、压倒房屋、压断高压电线杆，但是压不垮中国人抗争自然的决心和毅力。老天爷似乎狠下心，5 月 12 日下午 2 点 28 分，一场里氏 8.0 级特大地震敲碎了天府之国四川的地表，破坏力之大，百姓伤亡之惨重，震撼了全中国，震惊了全世界。

照顾余大的陪护小王和小徐都是来自四川的农民工。地震发生后，她们无法和家乡的亲人取得联系，她们流着眼泪和余大一起看着新闻报道，焦虑之情溢于言表。5 月 27 日，地震发生后两周，因为这次特大地震而死亡的人数超过了 67 000 人，失踪人数超过了 20 000 人，受伤人数更是超过了 34 万多人。每天电视上传来一幕幕山崩地裂，屋倒楼倾的画面，看得令人揪心扒肝，惨不忍睹。

随着抗震救灾工作的进行，新闻报道不断地带来令人振奋的消息，每天守在电视机前的人们，总是热切地期盼着能够再次看到从废墟中抢救出生命的奇迹，人们也以感恩的心情称赞着“一方有难，八方支援”的解放军官兵们，以及来自全世界与全中国的志愿者。

余大回想起他亲身经历过的大地震：1989 年 10 月美国旧金山的 7 级地震，大自然摧枯拉朽的力量，情景历历在目。汶川地震后，余大开始写日记，他从新闻报道中摘出重点，口述给护工小王帮他记录下来。

从电视上余大看到了在地震后170个小时、179个小时、216个小时，还陆续地从破瓦砾中救人出困。生命在大自然的摧残下是多么的脆弱，但是坚韧的生命力还是能够创造出奇迹。

余大看到了彭州的女民警蒋敏在母亲节的后一天，失去了新生女儿和两个妈妈，但是她仍然坚守岗位，还亲自为9个震灾劫后余生的孤儿哺乳。余大也看到了解放军战士因为参加抢救任务，不眠不休而力竭身亡。余大还看到了学校的老师被倒塌的校舍压毙，而他的身体下面还护着几个学生。

从电视上余大又看到了一个小男孩被救出来的时候，在担架上向救援人员举手敬礼。另外，还有位年轻人脱困后被送往医院，左手截肢，但他在接受采访的时候，仍然乐观地用右手拿着麦克风当作奥运火炬，喊出“同一个世界，同一个梦想”。

过去，余大常听到“大爱无疆，多难兴邦”这句话，但直到此刻，他才深切地体会到这句话的真正含义。汶川特大地震及2010年的玉树地震与舟曲泥石流，都让余大亲眼看到中国人的博爱团结与坚忍不拔的力量。

2008年8月8日晚上8点08分，第29届奥运会在北京开幕。中国从此圆了百年的大梦。奥运会的开幕式让余大和亿万个中国人留下深刻的印象；那种戏剧化的唯美表现手法和嘉年华的喜庆氛围确实有着振奋人心的震撼力。但更重要的是，当中国囊括了前三名：金、银、铜三名奖项时，三面中国国旗同时冉冉升起，余大似乎看到了在国旗底下打成片片碎块的四个大字：“东亚病夫”。

对中国人来说，北京主办的奥运会象征着“激情”和“荣耀”。但对余大来说，北京随后在9月6日主办的残奥会更具有极度的冲击力和无限的感动。

当中国的残疾运动员代表们坐着轮椅，拄着拐杖，拖着义腿，牵着导盲犬，将手中的火炬传递给下一位的时候，余大是忍着泪水，咬着牙看着他/她们勇往直前的身影；病床上的余大动也不能动，但他幻想着跟随在这些运动员身后向前走去。

余大和亿万个中国人一样，屏息以待地注视着残疾运动员侯斌坐在轮椅上，用双手将自己和轮椅拉升到半空中去点燃残奥会的圣火。就在这一刻，余大体会到残奥会口号“挑战极限，超越自己”的意义。

残奥会标榜“磨难、拼搏、尊重、极限”，每一位运动员都充分地展现了“自强、自尊、自信”；尤其是在闭幕典礼时，当聋哑歌者用手语唱出：“圣火啊！看到了吗？你在我心中燃烧。圣火啊！听到了吗？我在为你歌唱”的时候，残奥会这种“残而不废，勇往直前”的精神给了余大无比的勇气，帮助他再一次抬眼“向前看”。

除了残奥会运动员，中国的残障舞蹈家马丽与翟孝伟，在舞台上以曼妙舞姿，证明了马丽说的“残缺同样可以创造完美”。另外，残障音乐家刘伟与杨光，也为人间奏响华丽的乐章，唱出对生命的礼赞。这些“身残志坚”的人们，更为余大提供了生活的意义及精神的坐标。

1969年7月20日，新婚后5个月的余大在留学生宿舍，坐在电视机前等到清晨两点，为的是要观看阿波罗一一号的宇航员阿姆斯特朗，登陆月球后踏出的第一步；这是个人的一小步，却代表了人类科技文明发展的一大步；可是这一步也踩碎了余大的浪漫中国情怀，嫦娥仙子的广寒宫随着这步脚印而灰飞烟灭。

2008 年 9 月 25 日，中国的神七载人火箭升空。27 日宇航员翟志刚挥舞着国旗出舱，28 日三位宇航员安全返航。余大等了整整 40 年，终于看到了中国人将自己的宇航员送上了太空，而 2006 年 10 月 及 2010 年 10 月 的 嫦 娥 1 号 及 2 号 探 月 成功，与中国在 2010 年广州亚运会及残奥会上，许多打破历史纪录的精彩表现，更使余大心里暗自高兴：“能够活过 2010 年，值了！”

02 风雨故人情

有句俗话：“最难风雨故人来”，说的是故友情深，风雨之中远道来访。2009 年 1 月 1 日，余大的三位朋友利用元旦的假期，天天来到医院，为的就是探病，虽然像蜻蜓点水般，但在医院探视陪伴余大的时间更多更长。

余大自从住进医院，时常自况是牧羊北海边的苏武。过不了多久，余大就发现他其实比苏武幸运得太多。每隔几个月，余大就有一批批的新老朋友及旧同事从世界各地来探望他。这些朋友有的打电话探询近况，有的不远千里，结伴而来；有的带来自炊的小菜；有的在冰天雪地中顶着寒风来访。有位朋友探视的次数，13 年内超过 17 次，还送余大一台平板电脑，可以上网消遣时光，更帮了余大和小王在写书时的大忙。

余大的朋友当中，有些是基督徒，有的信奉佛教。他 / 她们在离开前，总会为余大祈祷赐福、诵经消灾。这许多朋友的热情，使得余大真正地体会到“有朋自远方来”的乐趣与感动。

朋友们无私无求的虔诚心意与纯真友谊，温暖了余大的身心，也让他有机会反思自己这辈子，犯过错误，有过遗憾，但他时常记得父母的教诲，要做一个正直、诚信、善良的人，也许正因为如此，余大有幸结交了这些朋友。

当余大在人生的最后一仗，败下阵来，输了“健康”，被困在病床的时候，这些朋友们接连地回到他的身边，忍着泪、含着笑地陪伴他、安慰他、拥抱他。每当这些朋友离开后，余大的耳边似乎总会响起：“朋友一生一起走，那些日子不再有，一句话一辈子，一生情一杯酒，朋友不曾孤单过，一声朋友你会懂”。

余大有位朋友常在百忙中到医院来看望余大，每次总会向余大详细地介绍工作情况和计划。有一回，余大心存歉意地劝这位朋友不要在忙碌的行程外，还要赶来医院陪余大聊天。这位朋友回答说，忙碌不是借口，只要有心做件事，早晚总可以安排出时间的。他的话使得余大万分感动及感慨。难怪有人说：“人生得一二知己，可无憾矣”，余大想到他有这么多的知心朋友，真可说是“岁寒知松柏，患难见真情”。

03 湛兮云和月

一个人上了年纪，身体的零件常会因为磨损而失速、失效，甚至因报废而需要更换零件。余大记得年迈的父亲曾经说过："老年人的特征就是躺着睡不着，坐着打瞌睡；想要哭的时候没有眼泪，不想哭的时候却泪汪汪；该记住的大事竟然忘了，不必记的陈年琐事总忘不了。"当时，年轻的余大没有特别在意，如今的他才真正地体验到个中的深意。

每当午夜梦回，睡意全无的时候，岳飞满江红的一句"八千里路云和月"给了余大一点灵光。过去因为工作和旅游的关系，余大也曾到过几十个国家和城市，于是当他睡不着的时候，索性不去计数跳过栏杆的绵羊，他开始回忆曾经去过的景点，甚至包括飞机场的走道、建筑物的特点、公园的梅花鹿、水池的金鱼、沙漠中的绿洲、河边的风车、纪念馆的雕像、不同饭店的菜肴……这些看似数不清的琐事细节，帮助余大打发了数不尽的暗夜。

"悠悠长昼，何以消愁；漫漫长夜，何以解忧。"为了排遣病中的岁月时光，余大还有一个法宝。余大请朋友上网收集了十几篇他在过去曾经念诵过的文章，既然躺在病床上，闲着也是闲着，那么闲来无事，余大就背诵默念这些诗词文章，他称之为"锦绣文章任我游"。余大将这几篇诗文分成"精、气、神"三类：

"精品"字里行间充满道德智慧。有的教人如何修养身心，营建和谐；有的教人如何立身处世，待人接物；比如许多前贤哲人的家书家训，还有教人参悟空无，勘破生死的；比如唐三藏精心翻译的《心经》，区区 260 字就把佛家的精髓阐述透彻。

"气品"多是慷慨激昂，气势磅礴。读之令人热血沸腾，恨不得击鼓挥戈，振臂呼号；有的文章更是正气凛然，置死生于度外，惊天地而泣鬼神；比如文天祥的《正气歌》、岳武穆的《满江红》、骆宾王的《讨武檄文》。能够纳入这一类的，未必都是千百字的诗词文章；比如辛弃疾临终咽气前，奋起高喊："杀敌！杀敌！杀敌！"寥寥六字，惊天动地，道尽一位爱国者，壮志未酬的悲愤与无奈。

"神品"清新飘逸，超凡脱俗；比如王羲之的《兰亭集序》、苏东坡的《赤壁赋》。读之令人心旷神怡，可以化万物之灵、与日月为友、与天地同体，可以神游太虚，上穷碧落下黄泉，翱翔于天地之间。

04 照见五蕴空

在"锦绣文章任我游"的几篇文章中，余大最常默念在心的就是那篇提到"色、受、想、行、识"五蕴皆空的《心经》。余大没有够格的智慧和悟性，不敢攀比高僧大德、贤人哲士；但是住进了医院，困在斗室之中，余大笑称自己像是小和尚坐禅打坐，浑身不自在，不过余大开始对人生倒是别有一番感悟在心头。

余大住在病房，最喜欢听到的就是新生儿啼哭声音。自从搬进来以后，这层楼的特需病房就住进过好几个新生命，还有几对双胞胎、龙凤胎。余大虽然不曾见到这些小宝贝们，但是他们的哭嚎声也为余大的平淡生活带来一时的喜悦。

新生儿啼哭声给余大的欣喜，没过几天就随着婴儿们出院了。代之而起的是余大更常听到的病友们呻吟声，他们或者因为化疗而呕吐，或者因为疼痛而哀嚎。隔三岔五地，余大能够从护工的交谈听到一些小道消息：某某病房的老奶奶昨天走了；某某病房的老爷爷前晚离开了；某某病房的病人早上没有抢救过来……每当余大听到这些消息，他都会在心中默念《心经》，为这些从未见面的病友们祈福，祝愿他们一路走好。

瘫在病床上的余大心中暗自比喻自己像是一个初学参禅的小和尚，盘腿打坐时忍受着动弹不得的痛苦。随着时间的逝去，余大慢慢地学会了以“平等心”看待终归都会变成空虚的“色、受、想、行、识”；他也渐渐地用“平淡心”看待“喜、怒、哀、乐、惧”；他多少也学会了用“平常心”去看待“生、老、病、死、苦”。这些点点滴滴的学习与领悟，或许可以说是余大“困而知之”的结果吧！

听说《心经》是佛家经典中最短的经文，也是最具“信、达、雅”翻译水平的经文。余大猜想《心经》的中心思想就是一个“空”字，所以说“诸法皆空，不生不灭，不垢不净，不增不减”；因为“空”中无一物，所以“无挂碍”“无恐惧”，就可以“远离颠倒梦想”。但是，经文中的“不生不灭，不垢不净，不增不减”是一个太高、太玄的境界。能够看到“随生随灭，随垢随净，随增随减”的现象，对于务实的余大来说，已经算是坐上了提速的特快车。

禅宗慧能将偈语“身是菩提树，心如明镜台，时时勤拂拭，莫使惹尘埃”改成“菩提本无树，明镜亦非台。本来无一物，何处惹尘埃”。这又是另一个更高更玄的境界。余大照着葫芦画瓢，七拼八凑地为自己想了一首打油诗：“菩提本是树，明镜亦有台，身似破瓦舍，任它惹尘埃。”

余大觉得他的这个小小的领悟，虽是井底观天、敝帚自珍，但把三段偈语合起来，倒也有点符合一句老话的精神：“见山是山，见水是水；见山不是山，见水不是水；见山还是山，见水还是水”。更重要的是，余大由此悟到了“见病不是病，见身不是身”。

05 落日映余晖

“被照顾”，尤其是无休止地等待着“被照顾”，是一种难以言传的痛苦。但余大发觉，与其瘫睡在病床上瞎琢磨，等待着夕阳落山，不如做些有意义的事情。他终于等到机会，将这种痛苦，内化成忘我而利他的特异享受。

常言道：“夕阳无限好，只是近黄昏”；又说：“青山依旧在，几度夕阳红”。其实，大自然的运行最是无私，也最是无情。夕阳的剩余价值，就是在天边抹上一片晚霞，多情的人们便为之惊艳嗟叹。

但是，“日月无私照，草木本无情”。地球这端的夕阳，早已经是另一端初升的旭日；太阳还是同颗太阳，相隔两地的人们却有截然不同的心情。虽然说“不以物喜，不以己悲”，人终究是有感情的万物之灵，问题不在于生命的结局，是否如晚霞一般，从绚丽而平淡，终于消失。重要的是能否在生命的年轮上留下刻痕，不管这些痕迹是多么的细微，多么的短小。

医院护理中心的护工绝大部分是来自农村的农民工，她们负责余大的生活护理，也给余大更多的机会了解她们的生活与故事。中国的农民工，牵着亲人、领着朋友，背井离乡，游走四方；哪里有工作，哪里就有他 / 她们的身影。

有些农民工就像潮水一般，农忙的时候，奔回老家协助收割，帮忙播种；农闲的时候涌向城市，在厂房、在工地、在医院、在饭店、在卖场、在面包坊、在清洁公司……为了生存而工作。但是农民工们不知道自己，其实是推动中国经济建设的无名英雄和劳动大军。

照顾余大的护工们有来自甘肃、安徽、河南、河北、辽宁、四川。她们在护理余大的生活当中，一起"吹壳子""拼大空""唠嗑""侃大山""摆龙门阵"。余大作为旁听者，更是听得津津有味。每当她们随口说出一句家乡老人教给她们的俗话，余大就会感到特别的新鲜，而且觉得其中包含许多农民的智慧结晶。

另外，这些护工们谈到自己的经历，有的到过新疆摘棉花，采摘西红柿及啤酒花，修水渠及马路；有的到过广东的电子厂、玩具厂、皮包厂打工；有的到过黑龙江伐木；有的带着幼儿，陪丈夫到过南京，在水泥厂做预制板，在菜市场摆摊卖菜；有的在果园偷摘香蕉果腹；有的逛卖场却舍不得花钱买心爱的衣服……这些故事多彩多姿，有血有泪，有喜有悲，余大听了以后，感动不已，铭记在心，算是对自己和这些护工们有缘相交的一个纪念。

年轻的农民工外出谋生，大多数在家乡都是上有老下有小。听说中国的"留守儿童"大约有一亿数千万，他们的教育和对父母的思念，时常给家庭、学校及社会带来问题。

就算是夫妻档携儿带女一起在外工作与生活，那些被余大称作“陪工儿童”孩子们的成长，也常因为环境、个性、沟通，以及父母的知识水平及教育方法，有了很大的差距与隔阂。这些孩子们甚至在学校里，因为功课赶不上，或是无法和城市同学的生活攀比，以至于很少被老师及同学所重视，使得作为父母的农民工头痛不已，甚至还会为社会带来一些问题。

这些事情本来和瘫在病床上的余大根本是风马牛不相及，八竿子也打不着。但是，命运之神竟然让余大在登上人生末班车的时候，因此而为自己挣得了两枚金牌。

余大的第一块金牌是护工小王的男孩，刚十三四岁的平娃子来到城里准备考职高时，他预定选读的专业是导游。正值青少年反抗期的他，对父母不同的意见感到特别不能理解与接受。无奈的小王带着孩子来到医院请教余大，而余大也只是劝她要尊重孩子的选择与决定。但余大同时利用查房的机会，让平娃子当面请教大夫和护士的客观想法。最后，平娃子听从大家的意见选择了计算机专业，而且余大还用唇语教他一些电脑应用软件，孩子能够站在病床旁三四个小时，他的耐心令余大佩服。

平娃子自从上学后，专心读书，成绩优秀，而且还考取了七八张专业证照，包括信息与产业部颁发的工程师考试合格的证照。如今，平娃子已经成家立业，勤工孝亲，为父母争光争气，更让余大这个半调子老师感到骄傲与欣慰。

余大的第二块金牌，是护工小徐的聪明调皮的勇娃子；他在家里是个乖巧的孩子，但是在校里校外没有少给老师及父母添麻烦。母亲小徐“紧盯、严管、重罚”的政策也没有收到预期的效果。当小徐顺道带着勇娃子来到医院，请余大及他的爱人帮忙督导孩子的功课时，这个小调皮蛋还要讨价还价，要求5个字母以上的英文单词就不要背了！余大也看了勇娃子的语文作业，里面的字东倒西歪，缺笔少画，是自成一格的草书体。

余大为了对付小调皮蛋，首先跟小徐约法三章：“不打、不骂、不唠叨”，这是为了重建孩子的自尊心及自信心。余大又和勇娃子达成君子协定，要求孩子学会自制力，不要给自己和父母找麻烦；只要规定的功课做好，就可以玩余大的笔记本电脑里的许多电子游戏。

一学期过去，一学年过去，一暑假过去，奇迹终于发生了！班主任在家长会时告诉小徐：勇娃子像变了个人似的，写的字居然娟秀整齐，课本作业居然超前完成，上课时居然不在底下七嘴八舌，甚至还当上了体育委员。余大因此更相信：“含泪播种的，必将欢笑收割。”

余大知道当他搭乘的这班人生列车到达终点站，要下车的时候，他不会带走一片云彩，但是他将贴心地珍藏这两枚金牌，体味其中所带来的丰收喜悦和感恩。

终曲：雪夜里的烛光

余大记得小时候上语文课，每当遇到“新春感言”之类的作文题目，他总会千篇一律地抄上几句成语，像“光阴似箭、日月如梭”当作文章的开场白。而今的他已经深深地体会到“久病床前月，烛影伴无眠；亲友如相问，冰心在三壶”的那份无奈与孤寂。

躺在病床上无法动弹的余大，有时候心中暗嘲自己是个“活死人”，但是他坚持要活得有意义，活得有价值。余大也曾自娱式地想过“自杀”，但他不能走到窗前跳楼，他的双手也不能拿着刀子割腕。余大也曾想过咬舌自尽，但是想到古时候英雄烈士为了抵抗暴政或外寇，被敌人抓捕后，在严刑拷打之下，往往咬舌牺牲。比起这些革命烈士，余大只能自愧不如，更何况他想到平时牙齿咬到舌头的时候，那一股痛劲，余大的勇气也就云消雾散了。

一个慢性重症的病人总是要受许多折磨，但是病人家属会受到更多的折腾。余大每每想到与她牵手结缘将近 50 年的爱人，心中总是充满了爱怜和愧疚。相识 50 多年来，因为余大的工作关系，两人聚少离多，尤其是余大得病以后，他的爱人一直都是“不弃、无悔”地陪伴着他。

自从接受了气切手术，套着呼吸管，余大就像是被拘禁在病房的床上，无法行动。但他有一天还是要了一支墨笔，费劲地用牙齿咬着，画了一幅带有祝福语和生日蛋糕的简图送给爱人（后图）。假如余大能够敞开喉咙，他还会唱出：“要苍天知道，我不认输……感恩的心，感谢有你，伴我一生，让我有勇气做我自己……花开花落，我一样会珍惜……”

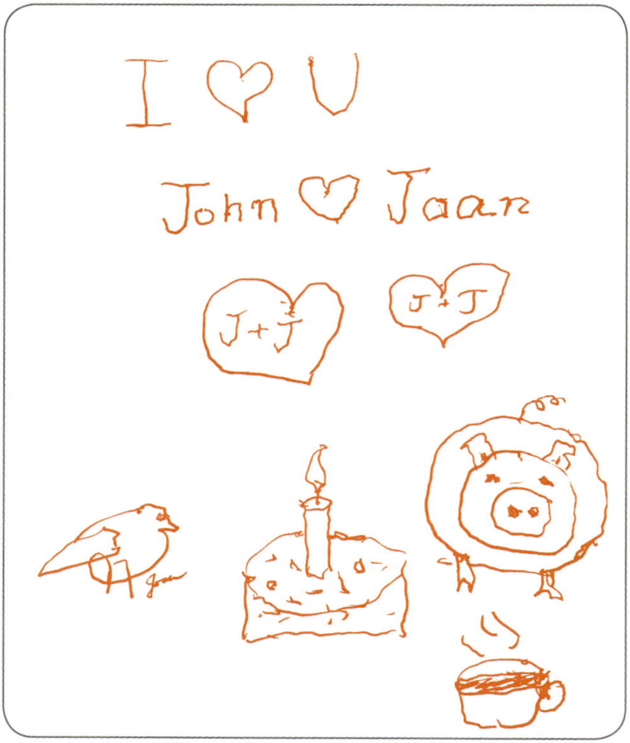

余大的画

余大曾经看过一块竹雕，上面刻着“惜福、惜缘”。他想到那句俗话“人在福中不知福”，人只有了解自己是多么的幸福之后，才会知道应该珍惜这难得的幸福。同样地，余大又想到另一个俗语“有缘千里来相会，无缘对面不相识”。不论是良缘、恶缘，还是情缘、孽缘，正因为缘起缘灭只是刹那间的事，所以才要珍惜与经营这难得的缘分。

余大上初中的时候，看到一所文化服务中心有幅对联“与其诅咒黑暗，何如点亮蜡烛”。虽然余大得病到如今，已经度过漫长的近 20 年长夜，但只要手中还有没用完的蜡烛，他将悉心地呵护着微弱的烛光，直到最后一滴烛泪！

余大终于能够从容地、平静地等待着离开臭皮囊及破瓦舍的那一刻。他从孤寂、痛苦及无奈当中，得到解放，重新找回原先属于他自己的那份豁达、坚韧及幽默。或许，在经过大悲大喜之后，余大正如俗话说的：“不经风雨，怎见彩虹”。

余大想过他终于能够体会到电视剧《乔家大院》主题曲歌词：“世上人有几分空忙，算人生成败相当……几番起落雨暴风狂，转眼间鬓已成霜”的深意。余大也想过，当他离开的时候，对那些曾经帮助过、爱护过他的人们，他的怀中会揣着无尽思念和感恩！

第二章　孤灯下的沉思

01 时间都去哪儿了

有人将慢性疾病比作漫步的蜗牛；飞逝的时间和慢性病的患者之间，就像是蜗牛在疾风骤雨中，踽踽独行。自从得了“渐冻症”后，我就像是坐在蜗牛背壳上的骑士，任我如何挥鞭，它自踯躅前行。

一个子夜梦回的晚上。病房走廊的天花板有盏孤零零的小灯，散发出微弱的亮光，似乎正无力地尝试着，驱赶周围的黑暗与寒气。

锁定在支架上的便捷式呼吸机，像是值班守卫的士兵，动也不动地站立在我的床边。每隔四五秒钟，呼吸机就会轻轻地发出一小段“呜—呼—”的声响。这是藏在机体内的小涡轮正在工作，将空气送进我的肺里，当作礼物，更是不眠不休地守护着我的每一次呼吸。

“呜呼”的声音在静静的黑夜里，听起来是那么的熟悉，却又是多么的遥远。但是，它似乎也在告诉我，一切如常，我还活着。只要三件宝贝：不怕阎罗的勇气、笑对苦难的幽默和穿越时空的幻想，只要都还在身边陪伴，我就应该试着活下去。毕竟，明日复明日，天亮以后，很有可能我又多赚了新的一天。活得更久，赚得更多。

曾经听过那么一首歌，其中有一句歌词是“我真的还想再活五百年”。也许只有像我这样得了“渐冻症”的全瘫病人，才知道再活五百年的梦想倘若成真，它带来的不会是幸福的美好和甜蜜，而是无尽的煎熬和孤独。

又一个子夜梦回的晚上。我闭着眼睛，在心里默默地数着已经逝去的日子。自从 1999 年，我被确诊得了运动神经元病（又叫肌萎缩侧索硬化症，俗称渐冻症）。转眼间，就过去了二十个年头，超过十六万个小时。

2005 年 10 月中旬，我和爱人飞来大陆探亲；11 月底，我就被送进医院，接受气管切开手术。从此就变成呼吸机的附属品，瘫睡在病床上，十四个年头过去，带走了十一万三千八百多个小时；这可是我七十多年的生命中，将近六分之一的岁月时光。

有人说：“时间就是金钱”，谁都知道，钞票可以点数，钢镚可以堆砌，就是银行里的存款也可以列表打印。可是，流失的时间究竟去了什么地方？在昏暗的灯光里，迷糊□的我，似睡似醒地发出无声的呐喊——“时间啊！你到底在哪儿？”

就在这个时候，病房的角落忽然冒出白烟，从里面闪出一个飘浮在半空中的矮小身影。我睁开惺忪的睡眼，只见这个小孩高高地，由三只叠架在一起的硕大乌龟驮着。

小孩跳下乌龟塔，悄无声息地走到我的床前。他的头顶左右各盘着发髻，胸前只穿着一条红色的肚兜，好像《西游记》里的红孩儿。他转身坐上我的床沿，回过头来，盯着目瞪口呆的我，说道：“是你要问我时间都去哪儿了？”

我根本没敢细想，还以为遇见了出没在医院里的鬼魂。鼓足勇气，我在心里问了一句“你是谁”？

小孩似乎听得懂我的心声，眯着眼答道：“我是‘时间老怪’。当年，你们的盘古开天辟地时，我就已经用了洪荒之力帮过他的大忙。我喜欢变成现在的样子，可以显得年轻，而且凉快。”

我没想到，眼前的小孩居然还是个当年创造天地的资深土木工程师。只听他接着笑道：“你这个问题很好。真的想知道答案？”

我迫不及待地点了点头，只见这个老小孩站起来指着我的鼻子说：“傻小子，你若真的想知道，那就猜猜看，什么是‘三无时间’？还有，以后你都别叫我，有时间我会来找你的。”

说完，再一挥手，眼前的他和那三只乌龟，都随着白烟消失了。留下我怔怔地望着病房的天花板出神。

02“时间老怪”的谜题

“时间老怪”走了。随后的几天，我满脑子想的都是“三无时间”。可就是百思不得其解，时间是怎么离开的？它现在什么地方？它为何能够走得如此无影无踪？无声无息？无色无臭？

终于有天早上，一声“爷爷”把我从饭后的回笼觉中唤醒。原来是刚轮调过来的小护士，要替我量血压及测血氧。她的这声“爷爷”就像把钥匙，帮我打开思路，解了“时间老怪”的谜题。

回想起14年前，我刚从急救室和重症监护室搬进病房，医生护士都叫我余先生。假如记得没错，在监护室里，还有个男声，试着叫醒迷糊的我：“老余！余兄！”再过几年后，我成了资深病号。开始有人叫我“余老”。等到一批护校毕业生来实习时，白发苍苍的我就被提干成爷爷辈了。

当初我的许多管床大夫，如今早已从住院大夫、主治大夫，升格成副教授、教授。还有好多天使般的医护人员，把病房变成我的“家外之家”，更把我这个绝症病人当成朋友。甚至在知道我写书的时候，有些医生护士还给了我许多的鼓励和帮助。

尤其令我感动的，是那些早年单身的医护们，有的已经结婚生子；很多人只要有机会见面，就拿出手机，与我分享他/她们孩子的成长照片。所有的这些，让我深深体会到，为什么会有人说：此心安处是吾乡。

我抬眼看着病床对面的桌子，想起五六年前，上面放的是一台老旧的箱型电视机。如今，挂在墙壁上的是一台超薄的40多英寸液晶电视。陪护小王的儿子，刚来见我的时候，才只有13岁。眨眼工夫，14年过去，他已经是国家认证的计算机工程师，而且还买房、成家、创业，准备让小王抱孙子了。

当我每次坐着轮椅，被推出去“放风”时，总会看到医院的许多空地上，都在搭建一栋栋的高楼大厦。花圃里的花草，每季都在换新。我的病房大楼前的玉兰树，花开花落，年复一年。老楼旁边的花园里种的松柏，经过这么多年，依然挺立，苍翠如昔。

对的！“老怪”是要我自己去发觉，时间并没有去哪儿，它一直在我周围徘徊流淌，我应该懂得珍惜，时间陪伴在身边的每时每刻，更不要在无意间让它溜掉。老怪是要我知道，时间真的是“无处不在，无时不在，无形不在”。

时间老怪！我猜对了吗？

03 闹剧，2014

2014 年的某几天，电视新闻热播了一则“冰桶挑战”的报道，原来是新近从国外传进来，专为“渐冻症”募集善款的活动。只见一个个志愿者和捐款者，满怀期待地，依序登上表演台，冰水从吊挂在头顶上的桶里倾泻而下。围观的群众，看见许多社会名流、歌手、演员、企业家，当然还有一些已经出了名的“善霸”，被淋成落汤鸡的尴尬模样，现场顿时爆发出阵阵兴奋的惊叫声和欢呼声。但不知这样的场景和当年北京的菜市口是否有点相似之处。

始作“冰桶挑战”者，应该都是富有创意，又懂得市场行销的善心人士。他们很巧妙地将“感同身受”的元素，掺入原本是枯燥无味的公益募款活动，变成了游戏和娱乐。这是一个真正做到“哗众取钱”，而又达到宣传效果的典范。

听说很多舶来品传到了国内，不久都会消失，甚至变质。果然没多少天，原来的正规冰桶不见了，而且我还听说，一些名不见经传的慈善机构，平时募不到捐款，这时也照着葫芦画瓢，推出了冰桶游戏，只不过换了他们自己的账号而已。

患有重症或绝症的病人，当然巴不得所有的医疗研发机构和临床医院，都有充裕的经费，替这些病人带来重生的奇迹。但只有病人知道，他们会希望有尊严地活在当下；他们内心渴望得到更多真心的关怀和温馨的抚慰，而不是亲眼看着他们经历过的悲苦，被戏剧化地，在欢笑声中一遍遍重复播演。

记得很久以前，看过一部由阿诺德·施瓦辛格主演的电影《蝙蝠侠与罗宾》，他扮演了一个“急冻人”形象。没想到二三十年后，我竟然成了“运动神经元病变”的患者，俗称的“渐冻人”，和阿诺德是同个“冻”字辈的人。虽说“人以群分，物以类聚”，每次听到或见到这三个字，我的内心总有种哭笑不得的感觉，眼前似乎浮现出一批人，反绑着手脚，跪在冰砖上面，无法动弹；他们的头顶有个贴着标签的高尖帽子。

医学越进步，被发现的奇症怪病也越来越多。在科普化的口号下，许多疾病患者的新名称更加通俗易懂。这些被归类后的病人称呼简单明了，也很形象化，而且有的还成为通用的医学名词，例如“痴呆”两字，就比“阿尔茨海默病”或失智、失忆、全面认知功能丧失等专用术语，更容易让人听懂。

但是，假如病人还有一点意识，我相信只有他和家人知道，古怪刺耳的名称，会让人联想到那些可怕的疾病症状，而它们又是多么的刻骨铭心。这种为特殊病人戴帽子、贴标签的现象，但愿有一天会得到理解，病人的世界里就能够多一分体谅、怜悯及关怀。

04 白头莫等闲，苍松岂畏寒

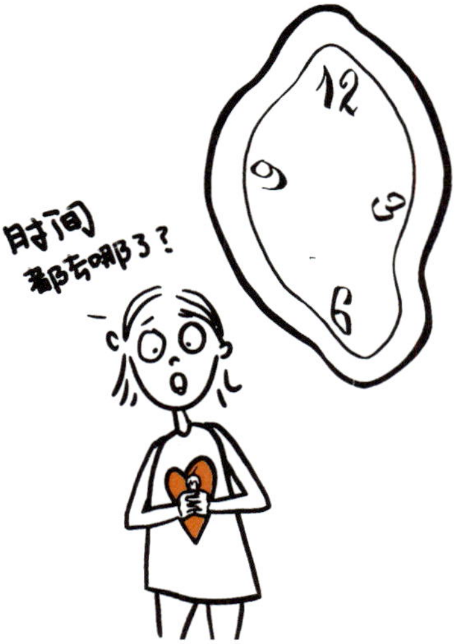

回首来时路，有悲有苦、有喜有乐，既有放弃，也有坚持，更有获得。当时我的处境和心情，恰可借几句话来形容：“心悲切，路行难。冷月忧思断，冰心忆梦残。谁言白头只等闲，应知苍松不畏寒。”

眨眼间，我与病魔缠斗近 20 年。时间就像那只漫步的蜗牛，爬进了一辆提速后的“情感号”时光机，飞快地穿过好多个千里长的黑暗隧道，目的地是万里外的异乡。沿途只停留三个车站——第一站叫作“自觉站”，第二站是“自助站”，第三站是“自救站”。

记得刚开始的时候，我发觉自己的手脚活动出现了问题，也曾去过几家医院，看过好多位医生。他们若不是含糊其辞、语焉不详，就是不知所云、难以了解。我觉得他们要么不知道说什么，要么就是不知道怎么说，甚至是懒得开口说。

这些医生个个令我印象深刻。其中有位年轻的小伙子；另外一位是朋友介绍的大医生，我慕名而去，约在他的会客室见面咨询。有趣的是，这两位一大一小的医生，等我简单说明病情后，就三言两语，莫名其妙地把我打发走了。一头雾水的我，只记得他们好像都说过，我得的这种病，很难确诊，也很难治疗。十几年过去后，我接触了许多医生，现在回想起来，当初的这两位不同的老少医生，一位是眼高于顶，交际富贵，而我是自不量力，自讨没趣；另一位则是聪明绝顶，偷懒省事。

后来，分别又遇到了三位神经内科专家。第一位闹得不欢而散。第三位没说太多的话，直接为我开的医嘱是物理治疗及按摩。

第二位专家要我做很多测试，也让我试用了几种药物。他每次开药时，都会说："这种药其实没什么用。"

而且，也是这位后来成为无所不谈的专家，终于有一次复诊时，半开玩笑，半严肃地告诉我："得你这种病的患者，平均寿命在 3 ～ 5 年。他们大多是因心肺衰竭或是其他并发症而去世的。所以，你想吃就吃，想喝就喝；但最好少喝烈酒和咖啡。不过，你可以多嗑瓜子、多嚼口香糖，训练你的咀嚼力。"

不久以后，我的病情发展到手不能提，脚不能走的地步；但我还是坐着轮椅继续上班。我在 2000 年看他的初诊后，还多活了四五年。每月复诊时，我都会跟他说："谢谢你，我又来了！"

终于有一天，他忍不住笑着对我说："想不到在办公室'作威作福'，对你的病程居然还有帮助！"

1999 年得病后，每次看完医生，心情总是忧虑彷徨。我不知道病魔什么时候会发起下一波的攻击。多年以来，我一直挂心的就是家里 80 多岁的老母及 90 多岁的老父。作为独生子的我，现在更要随时担心“白发人送黑发人”，心理压力无比沉重。2002 年及 2005 年，功德圆满地送走两位老人家，也送走了压在我心头的两块巨石。

随着身体状态每况愈下，我知道那辆承载我的“情感号”专列，已经离开“自觉站”，马上就要进入“自助站”了。

只有病人的我才知道，瘫睡在床上的苦闷感觉。那种心情只能用“无助”和“郁愤”来形容。夜半梦醒时分，除了以脑代笔，想点书稿，剩下的时间就只能默数床边呼吸机的呜咽声。躺在深夜的病床上，动也不能动，又不会哼小曲。为了让沙发上的陪护能够多睡一会儿，我只得祈祷玉皇大帝会派天兵天将来帮我翻身。

除非是在医院里，我环顾四周，发现每个人似乎都是正常的健康人。我羡慕他们，有的人勤于工作学习，有的人耽于游嬉享乐，有的人迷上了搞政治，有的人精于做生意。而我只能千百次问自己：“为什么会是我得了这种绝症？它究竟是什么样的怪病？”

沉浸在不平不满的深渊里，幸亏是“郁愤”中的那个“愤”字，帮我躲开了忧郁症，激发出我的好奇心及不服输的脾气。

在得病后的前一两年，眼看着我的手脚，像失陷的城池，接连地被病魔蚕食鲸吞，却无药可治。原先可以自理的生活作息，渐渐地也无能为力了。但我没有放弃，我抱着逢山开路，遇水架桥的愚公精神，孤身奋战，自求多福。不论是工作上，还是生活上，我遇见了前所未有的困难，我把它们当作人生的最后挑战，想尽各种办法去解决，因为我相信天助自助者。

最后，不得不坐上轮椅的时候，我居然还特别高兴，仿佛找回儿时坐着娃娃车到处游玩的感觉。假如我的手能动，我要张开双臂，像蝴蝶一样，在花间飞舞，在天空迎风翱翔。

当我的专列兴高采烈地离开"自助站"，奔向下一站时，病魔并没有放弃，它在我的前途布置了更大的天罗地网，等着我钻进去。

05《春天里》的花果山

2005 年 11 月的某日，我被送进医院的急救室。据说当时我已经停止呼吸。20 天后，我又从重症监护室转入病房；原来阎王爷放了我一马。但是，他也跟我开了个大玩笑；他让我的脖子挨了几刀，一根塑料管插入我的气道。从此我就和呼吸机结下了不解之缘。接下来的好长一段日子，我的心情感受，只能用 12 个字来表达：羁绊、惶恐、迷茫、烦躁、孤愤、沮丧。现在回想起来，这 6 个形容词就像 6 具石磨，轮番地碾压着我的身心！

早些年，虽然我的手脚已经不能行动，但坐在轮椅上还是可以到处溜达，甚至还带着年轻的同事们看电影、下馆子。如今，我脖子上的喉管，另一端连着呼吸机。我怎么都觉得自己像一只躺在地上不能动弹，却又被拴住的老病犬。我原先还可以说说话；现在，空气从呼吸机经由喉管，直接进入气道和肺部，不再通过声带，很难用无声的唇语和别人沟通。这对于本就急性子的我来说，真的是一件无法承受的折腾。

自从住进医院，受到了圈禁，很多好朋友、好同事来探望我的时候，都会送我一些 CD，或是在我的笔记本电脑里下载许多电子书、音乐和歌曲。在所有歌曲中，我特别喜欢《桂花巷》里的无奈和哀怨。我也爱听《三百六十五里路》的沧桑与失落感。我就像着了魔似的，一遍遍地听着这两首歌。它们就像把十字镐和圆锹，我正好用来在面前挖坑。我不停地往深处挖，而且自己还跳下去，越挖越深，再也无法回到地面。

直到听了《春天里》，它就像晴天霹雳，帮我忽然想开了。为什么有人可以那么洒脱、从容、豁达？当他有一天悄然离去，他会请别人把他埋在花开灿烂的春天里。而我为什么却要亲手挖个脏泥巴坑来埋葬自己呢？幸亏听了这首歌，替我找回以前的我：一个懂得幽默自嘲，又有点严肃古板；一个不太聪明，却又有点工作狂的我。正是因为听了这首歌，让我从冰火两重天里逃出来，多多少少也能开始体会“也无风雨也无晴”的心境。

这种精神上挣脱束缚、冲出困境、解放自己的感觉，只有经历过的病人知道，它就像破茧而出的蝴蝶，展翅高飞，在百花丛中翩翩起舞，重获新生。

我还想起《西游记》里的唐僧师徒，要经历九九八十一难，才能从西天取回真经，修得正果。我没有唐僧坚定的禅心宏愿，更没有他徒弟们的法力功夫。可是，得病后近20年，这段心路历程，翻滚跌爬，有惊有险。而病魔和心魔俩，所加给我身心内外的刺挠折磨，虽没有八十一难，但我终究还是挺过来了！

在我被圈养的病房里，装有避寒消暑的空调，还有能知天下事的电视。虽然比不上孙猴子绿色环保的花果山，但比起那座压了它五百年的五指山，铁定要好上千百倍。

在安逸的环境里，有三句话让我悟到了三个字——从“逆来顺受”中，想到“忍”字；从“换位思考”中，学到“谅”字；从“知福感恩”中，做到“谢”字。其中，最容易做到的是说声“谢谢”。但要别人感受到真诚的谢意，一个人必须先要知福感恩，不论是大恩，还是小惠。

《朗读者》主持人董卿在第二季节目中，说出了我心底的话：对别人说“谢谢”时，我们是幸运的，因为有人愿意帮忙；听到别人说“谢谢”时，我们是幸福的，因为我们有能力帮助别人。

另外两个字也不是容易做到的。“忍”字要求一个人具备控制自己的能力。“谅”字不但要求智慧去理解别人，更要有肚量去宽恕和原谅。惭愧的是，这些年不断地检讨反省，才发现自己在遇到特别不顺心如意的人和事的时候，“三字诀”的实践还没有达标。

其实，生命本就是循环不息地成长、学习、成熟，最后归于尘土。在这个过程中，走在人生路上，总会遇到许多的平顺与坎坷、成功与失败、幸福与苦难。我们在平顺、成功与幸福中成长，在坎坷、失败与苦难中成熟，结局就要看自己如何调适与改造。所以，我特别感激老天爷，愿意多给我些时间和机会，去进行“自我修炼、自我救赎”的伟大工程。

住进医院后，有几位农民工的陪护信任我，请我帮她们的孩子补习功课，反倒给了我许多的成就感。兴致所至，我可以借助陪护的双手，帮我记下得病后的心情点滴，甚至还可以玩会儿电脑游戏。

有一天，我突然心血来潮，为我住的病房取名“六乐居”（后图）。我在这里学到了六件事——苦中作乐、自得其乐、知足常乐、助人为乐、乐以忘忧、乐天知命。瘫睡在病床上，虽然我不能动若脱兔，却可以静如处子。更何况，我还可以听音乐、看电视；又可以饭来张口，衣来还不用自己伸手。如此惬意的生活，有何不乐的呢？

曾经“哀吾生之须臾，羡长江之无穷”，不过“人生自古谁无死”，俱往矣，丢掉池鱼羁鸟之思恋，放下所有的遗憾与伤悲。今天，乐不思忧、借忙活以消愁的日子，丰富充实了我的生命，更让我体会到“残而不废”的满足感，也让我领悟到佛家所说“一念地狱，一念天堂”的存在感。我已经知足，我也知命了。

在“苦”中找到“乐”，又从“苦乐”中悟到“空无”，这也许正是三藏法师，在他翻译的《心经》里，想要给我的启示——色受想行识，五蕴既然皆空，便能度一切苦厄，诸法自然也是空。只要心无挂碍，不怕魔障厉害，不怕心路坎坷，最后必然无有恐怖。究竟涅槃时候，三世诸佛同庆。

谢谢你，三藏法师！

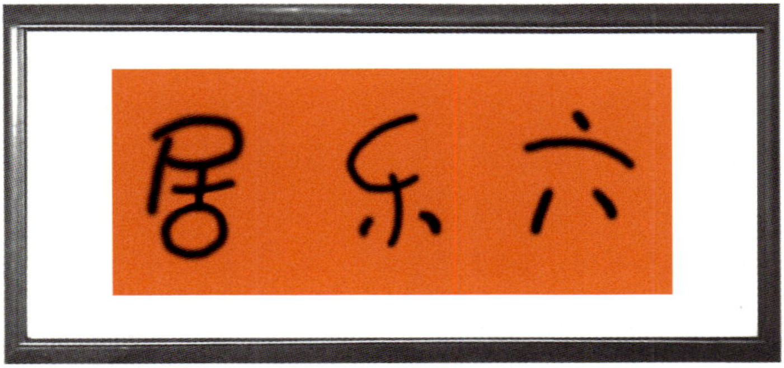

六乐居

第三章　呼吸机旁的护理

01 它呼吸中有我，我呼吸中有它

（1）呼吸机与我

我不是医生，也不是医材工程师，没有见过呼吸机是什么样子，更不知道它是做什么用的。自从 2005 年接受气切手术后，有创呼吸机就成了我形影不离的伙伴。它的一端吸入空气，然后间歇性地送出空气，经过呼吸管及喉管，进入我的肺部；它呼我吸，我呼它吸。

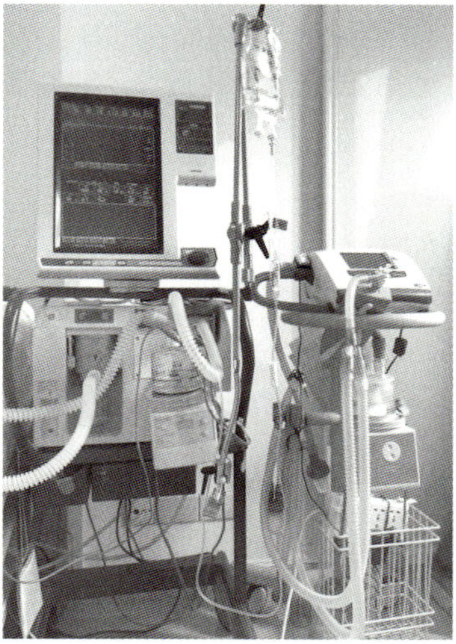

呼吸机

俗话说："人是铁，饭是钢，一天不吃饿得慌"。呼吸机虽是救命神器，它也像别的电器一样，隔段时间就要充电"吃饭"。尤其是可携带的小型呼吸机，拔去电源后，内装电池的电用完了，它就是具废物。

记得第一次兴奋地戴上便携式的小呼吸机，到花园去溜达；因为疏忽，忘了检查电池还有多少剩电，没过多久，呼吸机就停电关机了。幸亏陪护处置得宜，急忙将我送回病房，换上待机的大呼吸机。这才没有酿成“游园断魂”的惨剧。后来，每次外出采风，除了便捷式呼吸机外，我还另外附带备用电池及手压式送气皮球，以防万一。

曾经在电视上看到一则报道，某地的医院，有位使用呼吸机的病人（我猜想他或许也是无法活动、神志不清的重症病患）因为护理人员的大意，误将没有开动的呼吸机接给这位病人使用。结果导致病人窒息死亡。所以我说，呼吸机和病人之间，就是生死之交的“生命共同体”。

（2）呼吸模式及运作参数

呼吸机除了救助及维持呼吸衰竭病人的性命，一般简单的无创，或是睡眠专用的小呼吸机，还可以用来帮助打鼾或呼吸不顺畅的病人，提升他们的睡眠品质。但对于我来说，2005 年气切手术后，带着呼吸机住进病房，躺在床上，呼吸管就像一条锁链拴住了我。头几周，最难适应的，就是那股驱散不了的闲愁。

有天我躺在病床上，斜眼看着矗立在身边，足有一米五多高的巨无霸呼吸机，忽然发现它不正是一台专属我的电脑玩具吗！

我在得病之前，就已经习惯“腹式呼吸”。当我胸肌逐渐萎缩，无力挺胸、括肺、吸气的时候，医生为我的呼吸机设定为“自主呼吸模式”，我就能够借助轻微的腹腔鼓动，以牵动横膈膜及肺部，来触发呼吸机输送空气。借着控制自己的呼吸深度和频率，我可以升降及观察呼吸机屏幕上的数值变化，和呼吸量的峰值曲线图，它们就像股票市场的股价走势图。就这样过了几个月，呼吸机变成了我私底下消遣时光的游戏机。

其实，呼吸机就是一台能呼吸的电脑。它具有许多模拟肺功能呼吸的模式。医生根据病人的情况选择不同的模式。依我粗浅的了解和使用经验，这些模式可以分成两大类：一是根据所需要的呼吸量而定（潮气量，VT）；二是根据推送空气时，所需要的力度而定（压力支持，PS）。另外，还有一大串的参数，它们的数值要由呼吸治疗的专家，根据病人的情况设定。

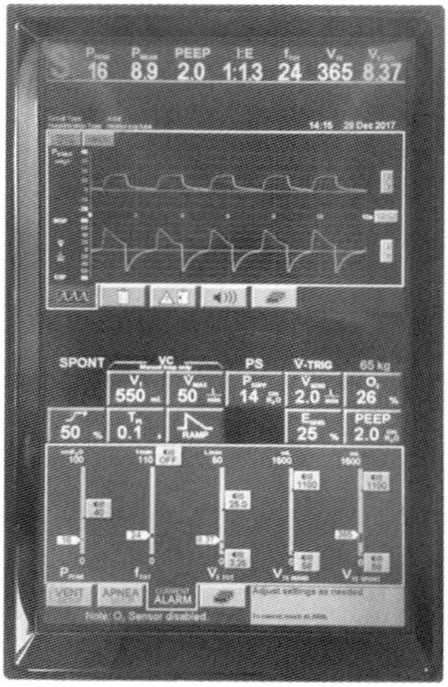

呼吸机屏幕上的数值

虽然作为半资深的呼吸机“玩家”，我还是遵照专家设定的参数值使用呼吸机。但是有两个参数，我在他们指导下，学习了如何根据我个人的情况，在参数值的上下限以内做些微调。当我感到呼吸乏力或是憋气的时候，我会把PS提高两三个单位，过后再降回原值。当我长时间思考书稿，或是说话时，我会把氧气值（O_2）调高三四个单位，就像围棋高手长考时，需要吸气补氧，我也让自己享受一下活氧的滋味；当然，用完之后，再返回原来空气中就含有的21% ～ 23% 氧气值。除此之外，我也会特别注意另外四个参数：每分钟呼吸频率（frequency）；触发呼吸机送气的灵敏度（trigger）；运送空气的速度（slope）；以及避免呼气后，肺壁粘贴而预留的支撑力度（PEEP）。

（3）湿化罐及加热器

全套的呼吸机应该都会包括，一个湿化空气的水瓶和一台可以加热的底座。平常人呼吸时，经过鼻孔和口腔，吸入的空气多少都会带有一定的湿度。但是，从呼吸机吹送到肺部的空气，时间过长后，病人就会感觉到，气道和肺部都有一种干燥的感觉。湿化器这时便可以发挥特效的功能。但在使用湿化罐及加热器的时候，有几点需要注意的事项。

首先，在替湿化罐补充消耗后的水量时，时常会因为疏忽，或分神赶去做别的事情，结果水量超过最大容量。罐内的水加热后，若是很快沸腾，随着吹送的空气，水气就会进入气道而呛到病人。这时不要忙着去关闭湿化罐，而是先要将呼吸管从病人喉管撤离开，避免水珠和水气继续喷入气道。然后再用干净的吸痰管将瓶内多出的水，及病人气道内的水珠吸出。

其次，连接湿化罐和病人呼吸管内的空气，因为室温的关系，呼吸管壁会凝结许多水珠，可以想象病人体内的气道，其实也就是呼吸管的延长线。病人有时看似无缘无故，又无痰的时候，忽然呛咳起来，多半是气道有水刺激的结果。这时就需要吸水而非吸痰了。

（4）呼吸管的注意事项

呼吸机和病人喉管的接触，是靠附带的塑料或硅胶制的呼吸管。有的呼吸机只有一根呼吸管，负责把空气送给病人；而病人呼出的空气则由这根呼吸管末端预留的空口中排出，所以噪声比较大。另一种比较精细的呼吸机，则有两根呼吸管，一个负责送气；另一个负责收回病人呼出的空气，交回呼吸机作进一步的数据分析。

我曾听医技人员说过，长期依赖呼吸机续命的慢性病人，都是自用的呼吸机和呼吸管，因此不必经常费事消毒处理。即便如此，因为现今空气品质不佳，浮游的灰尘、雾霾、杂物，甚至飞虫、细菌等，几乎无所不在，若是呼吸机附有过滤空气的净化膜或海绵，就应该适时地清洗。尤其在病人患有严重的呼吸道炎症或肺部感染后，更要替换呼吸管，将原有的加以消毒处理，以免重复感染。

因为材质的关系，呼吸管浸泡在稀释的消毒水中，若是时间过久，或是以清水冲洗不干净，就容易被蚀穿出一些小洞，有的细如针眼，有的大如红豆。若是呼吸机的敏感度高，这些小洞就会使呼吸机因为漏气而报警，也会使病人因为“气短”而不适。这时，就要请陪护人员耐心地在呼吸管壁“猎狐”，找出小洞后，用胶条补漏。

（5）医者千虑或有一失，病者千虑或有一得

现代医学科技突飞猛进，绝不是千百年前的人类所可想象。轻者如植牙、整容，重者如洗血、换肾、截肠、摘胆、切肝、

剪胃、搭桥救心、修补血管和神经；这些都是匪夷所思、巧夺天工的医技。就连我都是人工肺的受惠者。十多年来，我和呼吸机不离不弃、昼夜相伴的经验和观察所得，也许只是芝麻大点的小事，若是能够为别的呼吸机使用者及家人和陪护的医疗员工提供些许的参考价值，余愿足矣。

02 喉管及肉芽

在专家的眼中“气切”及替换喉管，似乎都是稀松平常的小手术；但它们在我内心深处，都留下了一丝丝的刻痕。说的直白点，“气管切开手术”就是在病人的颈部及气管上割个洞，然后塞进一根喉管，再连接上呼吸机的呼吸管，手术就算完成。

这根喉管是“L”形的塑料管，两端各有通气孔，其中一端留在外面，连接呼吸机的送气管，也可供吸痰管过出；另一端的末梢附有气囊，连着一条长的细管及可以充气的小气袋。医生将有气囊的一端，插进病人的气道。充满气后的气囊堵住气道，从呼吸管送来的空气就可以直接进入肺部，而不会经过上呼吸道。因为没有空气穿过声带及喉咙，病人就不能讲话，

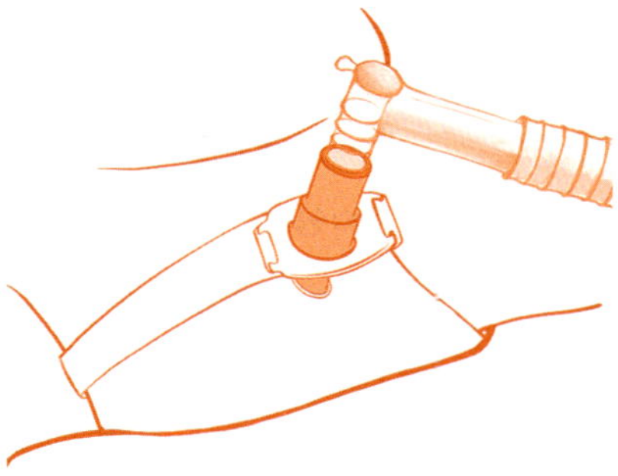

气管切开手术

除非将喉管的气囊抽空，并将喉管的出口堵住，病人才能发声。

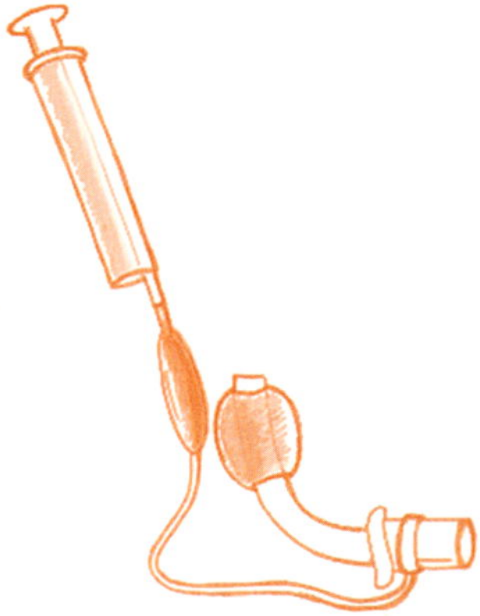

喉管及加气针管

喉管的气囊隔几天还是要抽点气，避免时间过久，撑大了气道。有了这些年的经验，我注意到有意思的两处发现：①注入气囊的空气是 9 毫升，但隔几天再抽气时，气囊里的空气会多 1～2 毫升。我猜想这会不会是空气遇热膨胀的原因；②从气囊抽气时，会有半毫升多的水液，有可能是空气中的湿气，在人的气道里遇热而成。无论如何，喉管里的气囊，需要适时、适量地抽换空气。

使用上喉管后，每天少则要用碘伏消毒 2 ～ 3 次，顺便替换铺垫在创口上的纱布。有好几次，我发现纱布上长了一圈绿色的东西。起初，医生以为这是碘伏和饭汤里淀粉的化学作用。经过检测后，才知道这是绿脓杆菌，虽然没有什么大害，但想到脖子上的纱布有这么多活的细菌，心里实在不是滋味。幸亏一位有经验的资深护士，告诉我说，这是一种“厌氧菌”，以雾化时用的氧气管吹过四五分钟，就能达到杀菌的效果。试过之后，果然有效。真的是“经一事，长一智”。

记得上大学本科时，每到宿舍食堂午餐，总喜欢点一道韭菜炒豆芽。后来到了美国读书做事，还会在家里试着储水孵绿豆芽。没想到，40多年后我自己脖子里，居然也会孵出像豆芽茎部一样的“肉芽”。它让我尝尽了“如鲠在喉”“针挑刀刺”的感觉。

听大夫说，喉管所在的气道内壁部位，因为摩擦刺激而造成破损发炎的原因，才会组织增生长出肉芽。虽然肉芽内部没有神经，一旦被喉管碰触，就会刺痛周遭组织，甚至会阻塞气道，时间久了就得拔除掉。不过，平时要在喉管附近的创口里，随时保持干燥，用吸痰管把漏出来的痰液清掉；另外我还发现，在使用消炎药治疗感染时，似乎也可以遏止肉芽的生长。这算是“经一事，长一智”吧！

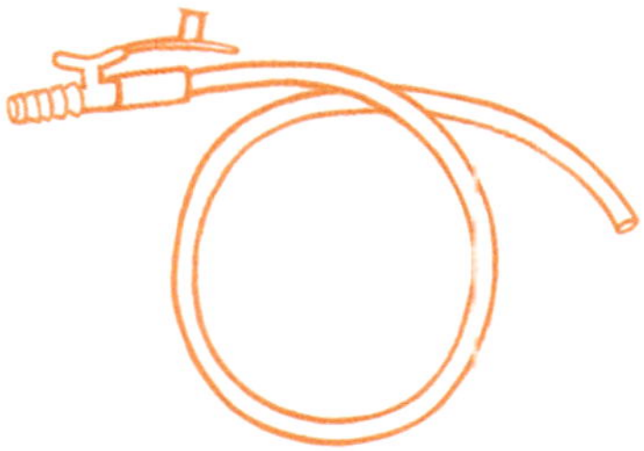
吸痰管

03 吸痰及雾化

气切后的病人，有一根不属于自己身体的塑料喉管，插在他的气道里面。因为有异物侵入，病人的肺部及气管，所分泌的痰液要比平时更多。一旦病人的胸肌萎缩，肺功能衰退，就无法顺利咳出痰液，容易造成憋气或炎症。这时吸痰器就成了救命的工具。

因为无法亲自动手，我将别人帮我吸痰的方法分成几种类型：

擒贼擒王型：高手吸痰，手到擒来，干净利落。不过，因为病人无力咳痰，有时需要拍背拍胸，甚至要按压胸腹部，将痰挤压出来。只是这种方法对于年老骨脆的病人，还是要格外小心，不可用“猛虎扑羊”的力气，以免造成伤害。

一插到底型：有的人使用吸痰管，就像系上铅锤的钓鱼丝线，恨不得一下子垂到水底。这时的吸痰管，才从气管的底部，慢悠悠地被提上来。

胡搅蛮缠型：有的人使用吸痰管，就像打鸡蛋、炒西红柿。气管里的纤毛被搅动的，似痒非痒，似痛非痛，说不出那是快感还是痛感，只有咬牙以对。

流连忘返型：有时候，顽固的痰液，就像躲在地道里的敌人，听其声却不见其形。于是，有的人拿着吸痰管，上下左右到处寻找，大有“不灭楼兰誓不还”的气势。吸的时间久了，甚至会把肺里的空气都吸光。这时，只有像打烊的店主，对着醉酒的客人央求道：“下次再来，明日请早。”

虽然呼吸机有湿化器，能够增加送进肺部里空气的湿度，有时为了添加药液及湿度，或是为了润化气管及肺部里的干燥痰液，病人还是每天需要单独做 2 ～ 3 次的雾化。这种单独的雾化，可以使用面罩或雾化器，直接套在喉管上。而我每隔几天，抽空喉管里的气囊，堵住通气口，然后戴上面罩，由口腔或鼻孔吸入雾气，因为我想借此湿润声带及上呼吸道，可以在干旱的沙地上，稍微做到“雨露均沾”。

04 按摩及推拿

曾经听过一句话，说是瘫痪残疾的病人最喜欢有人“轻抚细挠”他的皮肤，更需要有人帮他推拿按摩四肢。如今，我算是亲身体会到“抚、挠、推、按”的感觉，那就像在无垠的沙漠中，传来一阵阵悠扬的马头琴声，时而低沉呜咽，如怨如诉，帮我抚顺那些积压在心头的不平；时而快捷奔驰、地动山摇，帮我倾泻那股堵塞在体内的怒涛。

替病人抚摸挠痒，需要的是爱心与耐心；替病人推拿及按摩，需要的是体力与方法。初得病时，有家医院理疗科的小C老师告诉我，瘫痪的病人因为无法活动，肌肉萎缩，再加上心脏泵出乏力，血液及体液的循环与回流就会不顺畅。所以在按摩及推拿四肢的时候，最好的方法是由外向内，从指尖向掌心、从小腿向大腿，从前臂向上臂运动。还有一种方法，将病人的手脚高举一段时间，促使血液及体液回流。这些虽然都是小细节，但对病人来说却是大功德，可以疏解四肢肿胀的痛苦。

05 痒！痒！痒！

食之味有五：酸、甜、辛、苦、咸，外加鲜与麻。人之情有五：喜、怒、哀、乐、愁，外加爱与恨。身之病有五：酸、麻、肿、胀、痛，外加堵与痒。虽然不曾尝遍人生百味，也没有看透人生百态，但年逾古稀，多少已能体会，最难忘的食之味是“鲜”，最难控的人之情是“怒”，而最难耐的身之病是“痒”。

1999年底，当人们准备迎接新世纪到临的时候，我的身体和四肢早已经背叛了我，它们正悄悄地将我一步步推向“渐冻君”的魔掌中。2005年11月末，我因为运动神经系统受损，无法活动而肌肉萎缩，接着胸肌无力而呼吸衰竭，被送进医院，接受气切手术，用上了呼吸机。术后的几个月是最难熬的。那种被束缚、彷徨、焦灼、挣扎，甚至绝望及愤怒的心情，真的是不足为外人道也。只是辛苦了我身边的家人和陪护；无辜的他们，时不时地变成我的出气筒。但时过境迁后，我的内心还是充满着对他们无法言传的歉意和愧疚。

就在这脆弱的理性和扭曲的感性，不断在我心中相互纠缠之际，另一个病魔“皮炎君”，也乘隙出现，让我切身地尝到“痒”的滋味。先是从脚背皮痒开始，接着穿过脚踝、小腿、大腿、腰部、胸部，最后殃及颈部。那是一种不挠也痒、越痒越挠、越挠越痒的要命感觉。幸亏我的双手不听使唤；否则，痒到极点时，恨不得拿把尖刀，把皮肉都削掉。有几次我都幻想着去求金庸先生帮我找到灵鹫宫的天山童姥，请她赐几瓶“镇痒丹”来解救我的痛苦。

为了这个皮疹，请了许多皮科专家会诊，也用了各种不同的止痒药膏，包括激素，结果都没有大效。幸亏有一位大夫会诊完后，撂下一句：“你这个病有点像是神经性皮炎，因为发痒的地方都是在身体两侧相同的部位。”

聪明大夫的简单一句话，反倒提醒我这个被痒傻了的受害者。我猜想也许是这些年的心烦气躁，使得我的皮炎没有断根。于是我尝试着修心养性，同时转移我的注意力。

正巧2008年发生了一连串惊天动地的事件，比如，汶川大地震、奥运会、残奥会、中国宇航员登上太空等。我开始请陪护小王每日写下我口述的感想及书稿，借此转移我对皮炎的注意力。还真没想到在往后的两三年里，我的皮炎逐渐退去，只剩下两只小腿部分。大概是因为我还有糖尿病，小腿炎症时好时坏，总是无法愈合。

陪护小王是个有善心的人。她不忍见到我受到皮痒的折磨；有一次她回老家，坐火车经过秦岭的时候，诚心祈求山神将骚扰我多年的“皮炎君”收压在山底下。大概这位山神外出调研考察，没有听到小王的祈祷，“皮炎君”还是逍遥法外。不过，小王后来用了她的土方法，每天用热水为我烫脚活血，然后涂抹维生素E润肤乳膏。就这样，靠着内外兼修，双管齐下的办法，持续三四年，到了今天小腿的炎症居然已经痊愈，反而让我十分怀念那些年，挠痒时挖心的痛快感。难怪有人说，能够“忆苦思甜”就是一种幸福。

06 甜言蜜语的病魔

做完气切手术后，我带着呼吸机住进了病房。因为我是全瘫的重症病人，当年在国外工作时，投保的保险公司同意我从医院的护理中心雇请了两班护工，全天候地照顾护理及搬抬我上下病床；她们之中有位别家医院退休的护士。这位特护注意到，我总爱喝带糖的果汁饮料，她就预言我迟早会得糖尿病。其实，我对糖尿病并不了解，也从未关心过。只记得曾经有位名人因为不注意控制饮食，结果得了严重的糖尿病而截肢、视力退化，最后好像是颈部血管破裂，吐血而亡。现在，这位特护的预言犹如雪上加霜，在我的心灵上又蒙上了一层阴影。

这位特护的气场本来就大，还喜欢颐指气使，其他的护工同事对她都敬而远之。没想到，真的被这位“老神婆”的乌鸦嘴说中。血常规检查后，医生确认我的血糖过高，开始要求我每天注射胰岛素（insulin），不到一年内，剂量从 8 个单位逐步增加到 12 个、16 个、20 个单位。

感谢有“互联网 + 陪护小王”，我才能够借用她的手机流量及热点，请她“带”着我上网查找许多资讯消息。医生说过，我得的是 2 型糖尿病。上网一查，才知道有关糖尿病的资料如过江之鲫。

原来，中国古时医家，早已发现“消渴症”，也就是现代人说的“糖尿病”。据称司马相如可能也曾得过此病，所以才有“司马渴”一说。就是不知道为何这种病会和口干舌燥搭上关系。

人体内的所有细胞，都要有糖才能产生能量，正常工作。血液中的糖在胰岛素的帮助下，进入细胞体内。如果没有足够的胰岛素，或者人体的器官发生问题，无法对胰岛素产生反应，糖就会蓄存在血液中，造成高血糖。糖尿病主要可分为 4 种类型：1 型糖尿病、2 型糖尿病、妊娠糖尿病及其他类型糖尿病。

1 型糖尿病主要是因为遗传因素或自身免疫系统出了问题，导致胰腺受损，胰岛素缺失或不足。婴幼儿和青少年易患 1 型糖尿病。甚至有些病毒的侵袭也会引起 1 型糖尿病。

2 型糖尿病则是因为胰岛素抵抗（其他脏器无法接受胰岛素，促进糖的代谢作用以降低血糖），或不同程度的胰岛素缺乏。肥胖或少动都是 2 型糖尿病的病因。

除了 1 型和 2 型糖尿病外，妊娠期的准妈妈也会产生糖尿病的症状。但不管是哪一类的糖尿病，一知半解的我，从网上资料中至少了解到几件大事：

（1）只要针对病因，对症下药，多管齐下，糖尿病就能控制。

（2）一般的糖尿病虽可控制，但多半无法根治。

（3）糖尿病如果控制不当，就会发生严重的，甚至是致命的并发症。

（4）胰岛素并非毒药，而是身体必需的一种激素。长期注射不会上瘾（我猜想，就算有，大概也只是心理作用而已）。

（5）目前，口服的胰岛素尚未问世。因为口服之后要经过胃肠消化吸收，分解成肽或氨基酸，不能被人体利用，发挥降糖的作用。

瘫卧在床的病人，大多都无法自理生活杂事；其中，有众人皆可想象的荦荦大事，比如：吃喝拉撒睡；也有许多只有病人知道的区区小事，比如：冷的时候，不能伸手取出被褥御寒；热的时候，又没法退去毛毯降温；当蚊蝇飞虫扑面飞近，只能眼睁睁地看着它们降落，却无法挥手驱赶。

因为不能活动，每天的运动量几乎就是零，若是再不注意饮食的摄取总量，患了糖尿病的我，根本无从消耗过多的能量。为了避免血糖继续升高，我只有严格控制饮食，更何况我的食欲原本就不好，虽然有营养液维持，用口服的食物越来越少。看着我日益消瘦的形体，几位有爱心及责任感的陪护，到了三餐吃饭时间，总是会吵着让我多吃一口，好像我只要开恩吃东西，她们就觉得有很大的成就感。

自从贴上“糖尿病”患者的标签，我总结了这些年的几点经验：

（1）医嘱规定我每周一要检测血糖五次：一次空腹，三次饭后，睡前一次。空腹血糖要在 5 ～ 7mmol/L，饭后两小时的血糖值要在 10mmol/L 以内。每到周一这天，我的手指头就要被针扎五次。听说有些病人常被扎的那根手指头都发青了。于是，聪明的我为了自救，想出了一个办法：每逢单数日的周一，只扎左手；每逢双数日的周一，就扎右手。一天扎五次，正好每只手的五个兄弟，从老大到老幺，每个指头受扎一次。毕竟人的身体也应该是一个公平的社会群体。

（2）记得在初中时，有一位几代世交的同龄小友来家度假。晚上睡觉时，有次我看到他拿着长针头的注射器，往他腿上打针。这是我第一次接触糖尿病病人，我没有问他为什么打针，也没有问他打的什么针，只问了他痛不痛。没想到 50 多年后，我自己也成了糖尿病病人，而且也知道我的那位小友为什么要打那种针了！

除了每周一天检测血糖外，医嘱规定我每晚要注射一次长效胰岛素。只不过新科技的笔型注射器及超短超细（0.25mm×5mm）的针头，取代了旧式的注射器。往好处想，不能动的我，还有护士代劳替我打针，这不正是幸福的生活吗？

依我的观察，笔型注射器不同的使用者，常有不同的注射手法。据厂商销售代表给我的解说，在笔帽顶端预先设定需要注射的单位后，就可竖起注射器，针头朝下，轻轻插入患者的皮下。然后，一次摁住笔帽（不必像从前旧式注射器那样慢慢推进）。此时，笔内的机械设计就会自动按时将胰岛素推出。使用者只要按照设定的单位数，默念至少相同的秒数后，拔出针管即可。

所以，当拔出的针尖还会流出水珠时，这就表示预定的剂量没有完全注射成功，这不是甩一甩笔尖的水珠，或是倒竖笔管就了事，而是在提醒使用者，下次注射时就要多停留些时间。假如，某天检测的血糖值起伏不定，或睡前值高于平时，原因有许多，比如饮食、运动的关系，但其中之一也有可能是因为上次注射的胰岛素剂量不足。

笔型注射器启用后，若不更换针头，就置放在冰箱里，留存在 0.25mm×5mm 针尖管中的注射液，在下次注射时，会先将针尖前头的细小水柱，打进人体皮下，产生冰凉及麻痛的感觉；若是插入或拔出的角度不对，甚至会有可能会折断针头。为了公平起见，我单日在肚皮左边，双日在右边注射胰岛素，每逢 31 号或 29 号就打在肚皮下方。不过，我曾听某位医生说过，肚脐眼四周的神经及毛细血管很多，在肚皮上注射时，要稍微避开肚脐眼，以免疼痛及出血。这几点只有病人知道的小事千万不可忽略！

（3）在治疗糖尿病的方法中，除了增补胰岛素外，减肥对于骨瘦如柴的我，已经没有必要；多运动更是绝对不可能完成的任务；只有控制口腹之欲的食疗法，才是简便易行的根本大法。有关糖尿病的手机网站及书籍，提供了许多低糖及零糖分的食材。有的甚至分门别类，洋洋洒洒四五十种。其实，这些食材本就是平日人们都会吃到的五谷杂粮、蔬果肉类。

为了控制血糖，我的原则还是“实践是检验真理的唯一标准”。借着每次检测血糖的机会，我把自己当作小白鼠，查证一些吃下肚里的食品，对血糖高低的影响。比如，米粉、凉皮、河粉、方便面都是不好的食品；西红柿、黄瓜、洋葱、苦瓜、冬瓜、西葫芦都是好朋友；四季豆、红萝卜、豇豆、白菜、香菇、油菜、四川泡菜也都是好伙伴。

我发现凡是能够凉拌生食的、或是可以清蒸素炒的食材，大多都是抗拒糖尿病魔的好战友。不过，人生苦短，对酒当歌，所以抿一口“二锅头”、喝半罐黑啤酒、啃几个猪蹄儿，即便是舔一下巧克力、尝两颗甜葡萄，也算是苦中作乐，对得起自己了。

有好几个晚上，半夜醒转闲来无事，正好可以幽思冥想写书的内容，反复推敲斟酌文句。不觉之间，两三个钟头过去，天已渐亮。若是遇到周一早上，护士准时进来检测血糖。我发觉这种情况下的血糖值，会比平时要低一两个单位，大约在6mmol/L。直到有一天，我在电视的健康节目中听到一位医生说，大脑的活动是会消耗很多的热量，我方才觉悟，原来晚上失眠烦心也会是降低血糖的良方之一。

（4）中医看待糖尿病，都会从调理身体以“化糖”的方面着手。但西医治理糖尿病，都是用增补胰岛素及“降糖”为主，有时还配合降脂或降压及运动；他们认为糖尿病尤其是长期患者的病情，是可以控制，却无法根治的。作为不能控制病程的全瘫“渐冻症”患者，又患上“糖尿病”，当我听到这种有着香甜名号的恶病，居然可以被“控制”的时候，心头不由一阵窃喜，终于还是让我碰上一个会听话的“病魔”了。每次检测血糖时，要是超标，我就会有一种失败感，只要听到护士报出的血糖值，是在标准范围内，我就有一种释然的成就感。

07 小老鼠的大贡献

第一次听护工们说道，“小耗子”及“大耗子”的时候，我确实有点惊讶。难道一个三甲医院也会有耗子肆虐？后来又听说“开山路”，这又引起了我的好奇，如今的医院竟然在救护车外，还备有挖掘机，为病人提供开路挖坑的服务吗？细细追问之下，我才知道“耗子”及开路机，指的是为了通便用的“开塞露”！

人生在世，不论富贵贫贱，不论男女老少，每个人都会有五件事要做：吃、喝、拉、撒、睡。因为财富、权势、身份及名位的不同，有人吃的是山珍海味，喝的是琼浆玉液，睡的是寝宫套房；有的人却只能吃杂粮野菜，喝清水菜汤，睡板床草席。五件事中，只有“拉”和“撒”是最公平；任何人只要犯了“憋、堵、胀”，痛苦指数都是一样的。这个时候，小老鼠就有大贡献了。

先父在2005年以96岁高龄辞世。印象中，老人家不到

70 岁时，就开始常常感叹自己“方便时，不方便”。记得有一天半夜时分，他的肚子堵胀难受，辗转反侧，无法成眠。我只得陪他去医院，但急救室不接受，我只能就地在医院的厕所，挂起不锈钢的小水桶为他灌肠。2000 年伊始，医生确认我得的是某种渐冻症，而我的右手抬举也已经十分困难，要靠甩手的力量才能举起右手臂，但我没有告诉任何人（包括在美国的家人）。当时，家中雇佣的保姆，每逢周末休假，都要早出晚归，由我一人靠着左手，照顾老父母饮食起居。但最困难的，还是帮蹲坐在马桶上的老父亲，打开塞露。如今，年过 70 岁的我，瘫坐在坐便器上，幸亏还有善心的陪护帮我驱赶“小老鼠”进“库房”。抚今思昔，不禁令我感慨万千！

08 枕头的不了情缘

记得很小时候，总要抱着母亲才能睡得安稳。升到初中后，和父母分床睡，改不了旧习惯，还是要抱着母亲塞给我的枕头睡觉，长大后，依然喜欢夹着枕头睡。没想到，几十年后，我还是剪不断我的枕头缘。

因为不能自已活动，每次翻身侧睡时都会倒转。陪护只好在我头下的枕头之外，又在我的背后塞个枕头，胸前抱着枕头，手肘垫个枕头，腿间夹个枕头，脚踝铺个枕头，脚底板顶个枕头。我的前后上下都是枕头，病床上的我，看起来就像是睡在一个枕头堆里。

每当夜深人静、梦醒十分，这些枕头帮我驱散了孤寂悲凉的感觉。恍惚中，仿佛又把我送回到儿时，依偎在母亲身边睡觉的温暖时光。

09 病奴的翻身与解放

很久以前，曾经读过一本翻译的《汤姆叔叔的小屋》，讲的是美国南北战争前后，黑人受到白人农庄主欺压的故事。书中的内容已经记不清楚，但书皮封面的画，令我至今难忘。那是个瘦骨嶙峋、衣衫褴褛的黑奴，跪在地上，高举着被铁链锁住的双手，抬头望天，一副欲哭无泪、叫天不应、叫地不灵的可怜模样。

没想到，50 多年后的今天，我也成了病魔的奴隶，双手两脚被无形的手铐脚镣捆绑住，没法动弹。我知道这些黑奴的命运比我悲惨许多，但我至少可以深切体会到，他们那种无助和无奈的绝望心情。

僵卧在床上的病人，不论是全瘫、半瘫，或是因为年老而无法活动，最忌的就是同一个姿势躺着不动。所以，病房对这种病人，规定每两个小时必须翻身一次。其实，根据我的经验，只要翻身的位置和角度摆的正确，避免身体的重心集中在一点，睡上三四个小时也不为过。尤其要特别注意：颈椎、手肘、盆骨侧边、尾椎、膝盖及脚踝等部位要避免硬碰硬。另外，天气闷热时，病人容易出汗，身体靠背的部位，要尽量保持通风与干燥，不可因为潮湿和压力而破损皮肤，造成压疮的伤害。

自从患了“渐冻症”后，我总结了近 20 年的经历，得出了一个“乏力、失力、无力”的病程“三段论”。

首先是“乏力”的阶段。开始感到身体不适的那段时间，不足半年，每天上班虽然只是劳心和劳神，却未曾劳力。但不知为何，下班回家后，总是第一时间赶到卧室，往床上卧倒，感觉好像刚刚跑完四百米的赛跑，累得像个二愣子。

接着是“失力”阶段。大约有一年半载的时间，手脚开始不听使唤。这个阶段也是最危险的时期，因为双腿会突然失力而跌倒。我总算尝到“举步维艰”的滋味。这时，拗脾气的我不得不放下自尊心，坐上了轮椅。从此，我终于可以坐着轮椅到处溜达、上班、逛商场、下馆子，甚至到无障碍空间的剧院看电影。我从两只脚的动物，变成了两大两小轮子的动物，只不过这种解放是有限度的，这种自由是被套上枷锁的。

最后是“无力”阶段，虽然感觉得到四肢的存在，但它们好像是长在别人身上。特别是在接受气切，用上呼吸机，被困在病床上以后，我把病房当作囚禁奴隶的牢房。开头几年我还可以脱机，自主呼吸两三个小时。当陪护把我抱上轮椅，推出病房，在走廊及阳光厅转圈时，那种久违的解放感觉，令我兴奋不已。

后来，我拥有了自己的便捷式呼吸机，活动的范围也就更大了。有一次，陪护小王用轮椅推着我到了老楼的松园走廊，聆听费城交响乐团的三位团员拉奏小提琴的义演。我夹在许多穿着病号服及白大褂的观众当中，身旁还有几位同样坐着轮椅的病人，以及一位由保姆抱着的三四岁瘦小女孩，但听说这个女孩其实已经十七八岁了。沉浸在悠扬的音乐中，这一刻的我忘记了自己也是个心灵得到暂时解放的重症病人。

10 头部附件的护理

有些大夫在查房时，看见我瘫在床上，能吃能喝还能讲话，虽然不说，我可以从他们的眼神中看到惊讶与同情，我猜他们的心里一定在想，我是个不幸中有大幸的病人。但他们可能不知道，我心中想说的却是“大幸中的不幸”，因为可以思考的大脑，却不能使唤四肢手脚，不能移动起坐，那种感觉不是什么可庆幸的事情。

听说神经系统有大脑皮层，通过颈椎和脊椎（脊髓和周围神经），传达到人体各个部位及四肢。这个神经系统又分上下两段，中间的连接区在颈部（脑干部分）有一个球状体，这个神奇魔球抵挡住病魔来自下身的侵袭，负责保护上层管理头部所有功能的神经系统。看来我的头部目前还能劫后余生，真的要感谢这粒小皮球，并乞求它能坚持多些时日。

虽然我的颈部以下无法动弹，我还不愿竖起白旗，弃关投降。我为自己头部的附件开发了几个运动招式：

第一式，眼睛运动：眼珠上下左右移动。

第二式，叩齿运动：轻咬牙齿。

第三式，舌头运动：以舌头当作牙刷，摩擦上下、内外的牙齿。

第四式，吞咽运动：每天吃饭、喝水及吃药，都是我小心翼翼，锻炼吞咽的时候，尤其是吃那一颗像芸豆一般大的钙片，总是让我提心吊胆，不敢大意。

除了这些头部小运动外，还有隔三岔五要清理四个小孔（耳洞及鼻孔），以及餐后剔牙和每天刷牙一次。更重要的是陪护小王，为我揉按眼珠、抓梳头皮及耳郭、按摩脸颊及下巴。这些琐碎的小动作，必定会给病人的陪护或亲人，带来许多辛苦或麻烦，作为病人的我除了感谢她们，只能说她们这是在积德行善。

11 生命在于六个“动”

关在笼中的金丝雀，不管有多么美妙的歌喉，终究飞不出它的囚笼。细短的蜡烛，被移置于屋角的一端，点燃后，那粒微弱的烛光能够驱散周围的几许黑暗，但那点火光始终离不开牵扯它的那根灯芯。一个全瘫病人的灵魂和生命，就像那只金丝雀，更像那支蜡烛的火花。我不由深深地感叹，“动不了”这三个字竟然变成了瘫痪病人的禁锢魔咒。

有天晚上，我看到了《观复嘟嘟》讨论生命与六个动的一期节目；它给了我很大的启示与开悟，帮助我打碎了对“动不了”的哀思。这六个“动”和我的感想分别是：

活动：人类属于灵长类的动物，但毕竟是万物之灵，所以能说出：“活动、活动，要活就要动。”虽然，不活就不能动，但我相信不动并非不能活。

运动：法国思想家伏尔泰说过：“生命在于运动”，而运动在于坚持与调适。大凡有目标、有轨迹和规则的活动就是运动，比如运动会中的各种比赛项目，以及为了健康所做的许多活动。不过，宇宙中各个天体的运行，虽然还不知道它们的终极目的为何，但终究也是运动的一种。

劳动：有人说“劳动是一种神圣的工作”。除非因为劳神而伤神或伤身，一般来说，不论是劳力，还是劳心的工作，都会带给劳动者一种期待与收获。

蠕动：龟长寿，都说是因为它缓步慢行的结果。我只是很好奇，为什么没有看见过千年的蜗牛呢？

不动：山居农村，日出而作，日落而息，空气新鲜，水流清澈，富含维生素和有益的矿物质及微量元素，没有污染，有如世外桃源。八九十岁和百来岁的长寿老人屡见不鲜；他们平时，搬张椅子在门前树下，一坐就是大半天，或子孙绕膝、乐享天伦，或左邻右舍、闲话桑麻，也可以端坐不动、不言不语、闭目养神，过着“不动明王”神仙般的生活。

被动：上了年纪的老人，不方便活动，更别说运动或劳动。请别人给予一些辅助性的活动是有帮助的。对于一个手脚不能动弹，而又无药可治的瘫痪病人来说，被动式的按摩与推拿，不仅是活血舒筋的物理疗法，更是消除“静疲劳”的灵丹妙方。

“生命在于六个动”的说法令我茅塞顿开。只要一息尚存，生命就是活的，不管是能动，还是不能动。“不动”与“被动”给了生命一个新的定义。它让我领悟到，祸福相依、吉凶相随，转念之间，动中有不动，不动之中也可以有动。在动与不动之间，我终于解开了“动不了”的魔咒！

正是这十多年困居病房的时光，让我从不安到不惑，从恼心到随心。我在静如止水的“心”生活中，慢慢地领悟到“舍得”的实践真谛：能舍才能得，有得才有舍。我抛开了束缚我的无形桎梏，得到的却是无奈的、有限的解放与自由。但是，对于一个曾经被固化了的完美主义者，能够接受并欣赏“舍得”所带来的“缺陷美”，已经是难能可贵了！

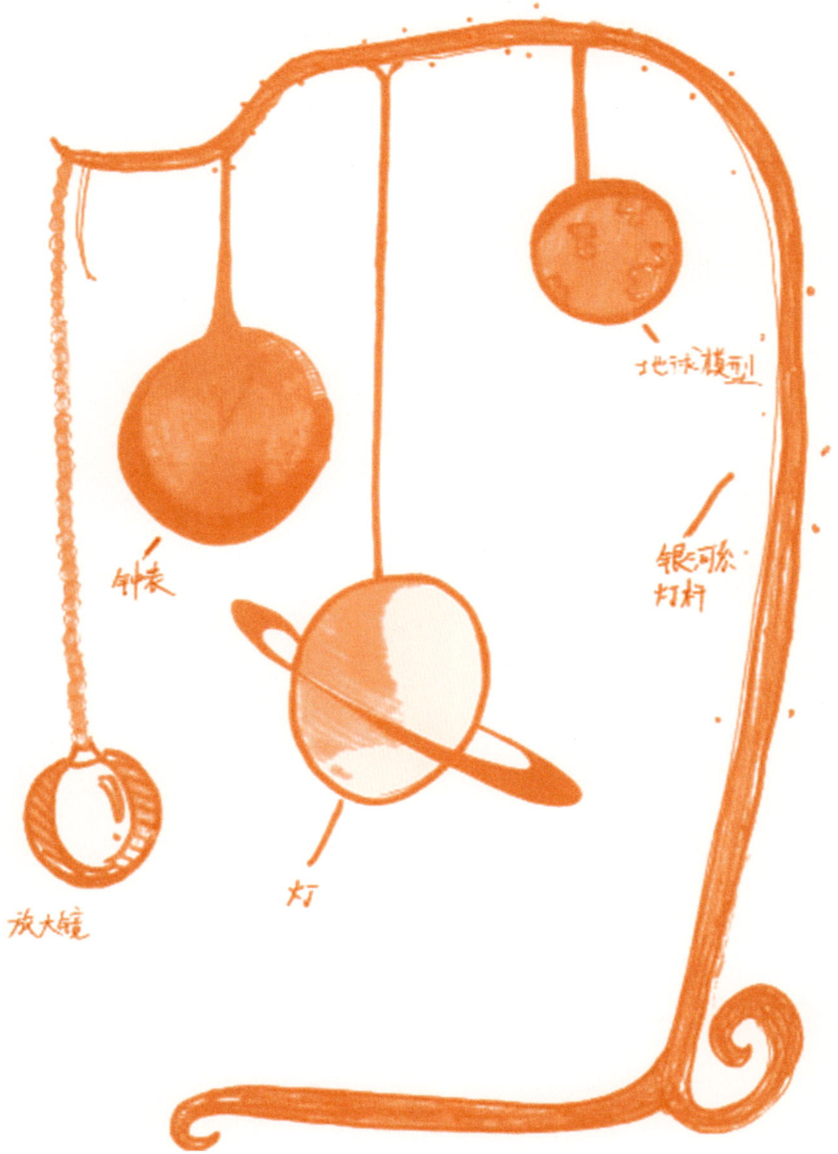
地球模型
钟表
银河系
灯杆
灯
放大镜

第二篇

人间医馆众生相

第四章　心路上的旅伴

对于患有慢性绝症的病人来说，人生就像是坐在一辆标有“前往终点站 ××”，却没有注明到达时间的专车上。在漫漫旅途中，开车的司机、车长和服务员，换了一批又一批。有些同车的旅伴，还没到站，就匆匆地下车离开了。许多发生在这个病人及其旅伴身上的故事，有喜有悲、有情有义，也有笑声和泪水，还有更多的感动与联想。

01 众里寻他千百度，好医生在哪儿？

（1）沉疴已久的医患矛盾

每隔一段时间，总会在电视上看到病患和家属伤医事件的报道。自从 1999 年得病以后，我接触了许多医生，他们之间，有的还和我变成了可以谈笑交心的朋友。天底下有成千上百种不同的职业，我相信这些从事医疗工作的人们，当初选择这个行业，历经千辛万苦的学习和训练，应该都是抱有济世救人、治病疗伤的初衷。坦白说，作为病人的我，看到医生和护士被人追打的镜头，心中还真的非常痛心和感慨。

人类自称是万物之灵。既然也是动物，不管有多么文明，人性中难免会隐藏着动物的兽性。虽然有许多慈悲的素食者，人类终归可以被划分成“懂得杀戮的肉食动物”。在非常时期，比如战争、革命、瘟疫等，隐藏在人性中的那股嗜杀好斗，以及对生命的冷酷漠视的兽性，就会暴露无遗。

相较于第二次世界大战的侵略者——法西斯国家，所犯下的屠杀罪行，区区的伤医个案反倒显得是那么的苍白与渺小。但是，在一个强调和谐文明的社会，既然都是生命，蝼蚁尚且苟生，那些伤害医护人员的事件和心态，实在不容忽视。

医患矛盾在中国的历史长河中并不少见。作为病人，我猜想这主要因为两者之间的地位不相等。

自古以来，由于医巫同源，医生的社会阶级低下。大部分的中国人，尤其是社会的中高阶层，比如帝王卿相、文人学子、富贵人家，都知道要重视文化和学问。但是，这些高大上的人士，对于医生这个专业，反倒不如低层的民间老百姓，能够给以适当的尊重与信任。

虽然历史上出现过像扁鹊、华佗、董奉、张仲景、李时珍等名医，也有很多经典的医学著作，但一般人只有在病急时才投医。实际上，人们把医生当作招之即来，呼之即去的匠人。皇宫里的御医，医好病时可以得到赏赐，治不好病就有可能被拖出去砍头。大家都知道《红楼梦》书中写有许多美食和诗词，也知道林黛玉体弱多病，最后香消玉殒。可又有谁介意替林大小姐看病的医生是谁？为她开的医嘱药方又是啥？

春秋时期，扁鹊与蔡桓公“病入膏肓”的故事，说明了讳疾忌医、不信任医生的严重后果。中国历史上最大的伤医事件，首推曹操杀了要替他开颅治头痛的华佗。还有传说关公有次中箭后，需要刮骨祛毒，关二爷要秀他的神勇胆气，偏偏不肯用“麻沸散”止痛，还要边喝酒、边下棋。要是换作今日，试问有哪位主刀医生和麻醉师敢替这种病人做手术？

医患矛盾之所以发生，还可能有另外一层原因，那就是信息的不对称。俗话说：“一只碗不响，两只碗叮当。”平心而论，医护专业本就是为人民服务的工作。可惜的是，中国人向来对“服务”两字都会和“伺候”画上等号。于是问题就发生了，我们在日常生活中时常就会碰到患有“职业冷感症”的服务人员。若是这种医护人员一旦碰上重症而又急躁的病人，再加上不可理喻的家人，医闹或是伤医事件就难免会发生。

不论古今中外，很多病人一旦得了无药可救的疑难杂症，都会烧香拜佛，或是祈祷上帝赐以康复的奇迹。坦白说，很多病友也会像我每次到医院看医生，就如同到了寺庙和教堂一样，怀着虔诚和谦卑的心情，幻想着面前的医生就是无所不知、无所不能的神明。

当然，医生的专业知识要比病人更多、更广、更精。但医生终究还是凡人，诊室也不是教室，何况候诊室和护士站都挤满了人群，任谁也不会有太多的时间、精力和耐心，来为病人解答所有问题。

于是，病人原先找医生求治、求知的心愿，往往会从渴望变成失望，甚至绝望。这种失落的感觉真的只有病人才知道！当病人的“失望和绝望”遇上医护的“冷漠和厌烦”，所迸发出的火花，就有可能引燃一座“暴戾和疯狂”的火药库。

假如我不是病人，假如我拥有自己的私人医院，我会要求所有的医护人员都要熟读“莫生气歌”，男的也要练习李小龙的“截拳道”，女的更要学会叶问的“咏春拳”。只有这样，医患矛盾的伤医事件才有望彻底解决。

（2）科技脑、慈悲心、责任感

药王孙思邈的“大医精诚”，提出了医术的“精”和医德的“诚”两个要素，为所有的医生，树起了一个超高的评鉴标准。

没有人会说，学做医生是件容易的事。经历四五年或者七八年，甚至无休止地苦读、训练、实习和研究，为的就是穿上白大褂，替苍生救死扶伤，治病养生。有的医生在繁华舒适的都市辛苦工作，有的医生跋山涉水，穿过深林，踏遍荒野；不论在什么地方，他们都只有一个神圣的任务——护持生命走上健康之路。

天底下至少有亿万种不同的物什杂件。不论有无生命，不论是天然的，还是人造的（比如阿尔法狗、智能汪仔），都无法胜过“人体”结构和附件的精妙设计与复杂运作，更别说“人”的七情六欲和精神世界。何况，如今的科学水平突飞猛进，医疗的理论、实务、技术和工具更是日新月异。为人治病的医生，若是没有一个“科技脑”，就不能精益求精，将工作做到“精细、精巧、精准、精确”的地步。

大概不会有医生自抬身份，亲口讲出“医者父母心”。但俗话说“诚以待人”，医生如果在专业的“精”字之外，能够以“诚”对待病人，病人并非草木，自然会感觉到医生的诚意。

当然，医生的“诚”并非不允许“善意的谎言”，这是要看情况、对象和时间而定的。

作为病人，我认为医生的“诚”就是“慈悲心”的体现。不过因为工作的性质，医生对于死亡、病痛、伤残都已司空见惯。别说是慈悲心，就是原先拥有的一丝丝的同情心，或许早已被冷白色的大褂所遮蔽，因为医生的工作和心情不能受到影响，更不能被刺激。

其实，医生这份职业正好是发挥慈悲心的修持道场。佛家曰：“无缘大慈，同体大悲。”医生每天开门看诊，见到的都是病痛缠身，也有可能是过去不曾相识、无缘相逢的病人。俗话说：“良言一句三冬暖”，如果医生除了职业性的“望闻问切”之外，还能适当地送上一两句安慰和鼓励的话语，这对于病人来说，就已经是莫大的慈悲。

自从接触过许多医生，也看到他们工作的辛苦，我忽然觉得要评鉴一个医生，除了“科技脑”和“慈悲心”之外，还需看他是否具备第三个要素：“责任感”。医生一定要培养能够驱动“勇气”的能力，才可以勇于接受挑战，勇于面对风险，勇于担当责任。

评鉴医生的三个要素，正巧和中国古人常说的“三达德”不谋而合。科技脑是“智”，慈悲心是“仁”，责任感是“勇”。医生有智而无仁勇，最好坐在象牙塔里抄资料、写论文。医生有仁勇而无智，迟早会遇上医疗事故。但若医生智勇双全，却没有仁者之心，这种医生会视病人如无物，他不会懂得尊重病人，终究会走上自大、自傲、自狂的不归路，可惜了！

(3)“杏林琅琊榜”的历史观与三支毒箭

得病以后，我到过许多医院，也看过许多医师：有西医、中医，也有从西医转行成中医的；还有理疗师、按摩师、气功师、针灸师；更有一位神经兮兮的掌门人和他的徒弟们，号称可以传习武功来治疗奇症怪病。

自从迷上电视剧《琅琊榜》，每逢重播，总是百看不厌，津津有味。有天晚上，夜深人静，闲瘫在医院的病床上，回想起过去二十多年，曾经接触的医生。他们像是接受检阅的将官和士兵，踏着正步在我眼前通过。我又发奇想，索性弄个自己的“杏林琅琊榜”，也算不虚此“病”了。

我也曾问过自己，凭什么如此胆大妄为，既不是医生，又不曾接受过任何医学专业训练，竟敢分类评鉴医生。但仔细一想，我还是具有双重资格：一是“病人”；二是“普通人”。作为病人，我可以亲身感受大夫的医术水平的结果；作为一个普通人，我多少可以觉察到，接触过的大夫是否有诚意，以及医德的高下。

记得小时候最爱看讲故事的漫画书。上了初高中后，每学期注册时发的新书中，历史和语文课本总是先睹为快，还没开班上课，就已经解决大半了。书本里的那些故事和人物，在我的小脑袋里，轮番地流转，不是好人打坏人，就是坏人杀坏人。现如今，为了“杏林琅琊榜”，我就得捋顺一些思路，找出一些原则，作为评鉴与分类的标准。

好像徐悲鸿曾说过：“人可以有傲骨，但不能有傲气。”我想“铁骨铮铮”这句成语就是用来形容有傲骨的人。这种人有理想、有担当，为了信仰和原则，可以宁折勿弯、宁死不屈。历史上有许多这种人，比如张睢阳、颜常山、文天祥、史可法、谭嗣同、秋瑾、江竹筠、赵一曼、杨靖宇……这些人的内心充满正气，在敌寇面前，他 / 她们表现出的傲骨和勇气，足以惊天地、泣鬼神。所以，“傲”这一个字本身并非就是坏东西，而“傲气”也应该作进一步分解，用它作为衡量标准，可以评鉴一个人的品性与等级。

首先，第一等是从傲骨中迸发出“纯真傲气”（或称“骨气”）的人。他们都是聪慧绝伦、才华横溢、智勇超群，而且持身正、持心纯。他们可以将傲气转化为正能量，表现在自己身上，却不会伤人害人。这些人有的文采风流、豪放不羁，如李太白；有的忧国忧民、清廉刚正，如范仲淹；有的不为五斗米折腰，如陶渊明；有的抱树焚身而不仕，如介子推；有的不计毁誉、变法革新，如拗相公王安石；有的旷达多才、屡贬不忧，如苏东坡。历史上这一等人不胜枚举，他们就像天上的闪亮明星，为后人永世景仰。

次一等人将傲气变成霸气，如项羽。他们勇猛强悍，睥睨群雄，甚至刚愎自用。他们所有的霸气都是射向别的勇者及强者。他们不服输，勇于接受挑战，却无法承受失败的打击与羞辱。因为有妇人之仁，他们能够同情弱者；一旦碰上阴柔算计的对手，就会遭遇惨败，令后人为之扼腕叹息。

再次等的人是将傲气降格成了骄气，如关羽为女拒婚，结果败走麦城。这类的人，一旦有了成就，身居高位，便忘乎所以，自大、自负，甚至会盛气凌人。他们也许会服气强者和胜者，但会低看所有的弱者和愚者，更是无法忍受低下不如己者的挑战。

有了一个对历史人物如何评价的自我想法，虽然粗略不全，至少可以作参考的基础。电视剧《琅琊榜》的“琅琊”两字中间，各有一个“良”和“邪”字，这是因为它要分出正邪，来评鉴武林高手和门派，结果搞得腥风血雨、斗争不断。我的“杏林琅琊榜”无须分出善良与邪恶，也没有个人的排名和次序，只有医生的分类和级别。它一共只包括“上、大、中、初、×”五个类别，或许可以提供医护人员自我评鉴，对号入座。

上医入世渡人心：“杏林琅琊榜”里的上医与大医之间，不过一步之遥。但上医不一定非要是专业的名医或医学教授。我心目中的上医，可能是有着“慈航普渡、济世救人”成就的个人，也可能是坚守本职，救死扶伤，不顾自己生死的医护人员，更有可能是褪去白大褂、走出医院大门后，仍然不忘初心，为抢救生命而奋不顾身的医护们。

这些上医的义行深烙人心，比如特蕾莎修女和证严法师，比如白求恩（无国界医生）和许多参与震灾救命的中国医生护士们。还有那位“最美新娘”的护士小姐，在前往婚礼的途中，见到路旁的垂危病人，就奋不顾身地冲进人群，披着婚纱为病人施行抢救及人工呼吸。感谢这些上医们，也祝福他们好人一生幸福平安。

有句话说：“上医治未病。”这是因为上医不但具备了大医的所有要素，还能够看到“病人”后面的那个字——“人”，更可以预测、预知那些尚未显现的“病”。

重要的是，上医能治病，也愿意治人与治心。在他们的眼里，所有的人，不论富贵贫贱，一律平等，都可以是他的病人。上医不会放弃难治的病人，更懂得如何真心实意地去面对绝症的病人。

大医精诚智仁勇：大医的“智”是针对病而言，包括专业的知识、经验和医技，都要精深娴熟。大医的“仁”是针对人而言，必须要有仁者的同情心、同理心和慈悲心。大医更要有颗“勇敢的心”，才敢于面对病人和挑战，敢于担当责任和困难。一面“大医精诚”的锦旗，在杏林榜中不是那么容易得到的。

大医的“勇”，时常被忽略。勇气可以是与生俱来，也可以是自身修炼得来的，但更可贵的是来自外力的催生。医生本来就是高风险的行业，尤其是一些需要动刀动剪的，比如不同的外科、骨科、妇产科之类的专业。当医生面临艰难的挑战和抉择时，恩师前辈的一句话：“有我在！”就可以像定海神针一样，支撑起医生的信心，迎难而上，放手去做原先犹豫不决的手术。所以说，没有勇气的推动，就无从彰显出大医的医技、智慧和仁心。

中医本分治病人：除了庸医、伪医、与违医（违法和违心的恶医）外，能进入“中医榜”的医生都是基本功扎实的良医，有着精益求精的上进心，更是不忘初衷，坚守济世救人的信念。

“中医”和大医之间也许只有一丝小差异。“中医”也会尽忠职守，在规定的范围和时间内“关注”病人，但大医会愿意在这之外，拨出自己的时间和心力，去“牵挂”和“帮助”病人里的那个“人”。

在“中医”的眼中，病人就是一个带“病”的“人”；所以他们除了治病，还懂得尊重病人。他们兢兢业业，按时上下班，也能够“无奈地”愿意加班加点，或是因工作而受气受累。这是因为在他们的白大褂里面，装的终究是一个平凡的普通人。他们也有七情六欲、喜怒哀乐，他们也要生儿育女、养家糊口，他们也会因为过劳，而精疲力竭。我还听说，有些准妈妈的女性医护人员，因为来回走动，站立时间太久，而导致流产。他们才是最值得被理解及被体谅的一群沉默大众。

初医见病不见人：排在“初医榜”里的医生，不仅有刚披上白大褂，准备扬帆起航的新人，也会有行医多年的老手。对于这类医生来说，面前活生生的病人可能视而不见。病人就像是摆在流水线上的塑料人体标本，等待检查和修理。在初医眼中，标本的所有附件都是可以分解拆卸后取出来。然后按照操作手册，对损坏的零件，加以清洗、调整、修补或更换。整修好了就可以重新安装回去。接下来，又是另一个人体标本上线待修。若是整修工作失败，标本变成废品，自然有下一站的人负责处理。

对于初医来说，医生就是三百六十行里的一项职业。只有等到时间长了，经验多了，眼界宽了，初医才会发现面前的病人其实是一个，有血有肉、有情有义的带“病”的“人”。

× 医中箭射下马：× 医不是 × 战警，而是被三只毒箭射中的医生。这些箭分别是“骄”“懒”和“怕”。

“骄”字箭的毒无色无臭。被射到的医生，中毒很深。我猜想，虽华佗再世，为他刮骨疗毒，大概也无法根治。

刚发现我的右手指头不听使唤，接着右手臂也渐渐无法抬举时，我还以为自己得了五十肩或是肩周炎之类的病。

后来，一位曾经替我的七十岁老父开刀取出胆囊、治好胰腺炎的外科医生朋友，带我到他服务的医院做了许多检查，也看了几位大夫，都拿不准主意，最后建议还是去看一下神经科的医生。他们的医院是家非常著名的顶级医院。

听说挂号的这个大夫，是个专家，是个名医，还是个领导。怀着拜佛求仙的心情，我听到叫号后，迫不及待地踏进他的诊室，立刻被里面宽敞的空间吸引住；只见里面已经有六七个候诊的病人，还不显得拥挤。

这位大夫背对着我们，坐在一张面靠着墙壁的办公桌前，他的桌子左边有两三位穿着白袍的助手和护士，右边坐着一个病人。诊室的角落有扇屏风，后面摆张检查床。

令我印象深刻的是，这位大夫的气场和问诊的语气。他使我联想到电视剧里，检察官审问犯罪嫌疑人的情景，更像是兵营里的军士长在训斥一群老弱残兵。

终于轮到我坐上被告席了。听完了我的陈述后，大夫签了一张纸条，交给我去肌电图检查室报到。

曾经听过脑电波图，也曾做过心电图。但这是我平生第一次做肌电图（electromyography，EMG），那种感觉就像是喝了一口接一口煮滚的陈年老醋，里面还放了大把的麻椒和辣椒。

第二次复诊时，那位专家医生的大诊室，还是挤满了叫过号的候诊病人。轮到我上场时，大夫正在查看我的肌电图。怀着余惊未息的心情，我向他称赞了肌电图大夫们的操作手艺。没想到这位大夫头也不抬地说道：“他们都是我训练出来的。”这句话更增加了我对他的崇拜感。

大夫接着转过头来，很严肃地交待我说：“你马上去办理住院手续，接受下一步检查。”

我当然知道他是专业的，也是好意的。但我当时真的有困难。我低声下气地向他解释，家中只有我和七八十岁的老父母，我必须安排好照顾他们的保姆时间。另外，我那时还负责主持两个机构的合并工作，每天都有开不完的会，这些也都需要重新安排。因为我并不知道住院检查要多久时间，所以我请问他可否稍缓几天。

万没想到他回了句：“开会有什么了不起的。”而我更没想到自己竟然顶了句：“你这是什么话！”刹那间，我便点爆了一座火药库。

只见这位大夫突然双手一推桌子，他坐的椅子脚下的滑轮，把他送到诊室中央。然后，他站了起来，从白大褂里，掏出一条挂在脖子上的物什，高高地举起，对着我喊道：“什么态度？我是 ×× 徒，我能有什么态度！”

这幕突如其来的场景，把诊室里的所有人都惊呆了。我们就像是在观赏话剧中的主角，高举着拳头，喊着“抗日救国”

的口号。幸亏我还没丧失理智，我不假思索地推开诊室的门，逃了出来。

这场闹剧还没结束。我没走出几步，就听到后面有人叫我留步。转身看时，原来是刚才里面的一位中年女护士。她带着笑意对我说："你们真是两个大男人。要不我请另外的专家帮你看看？"我婉谢了她的好意；因为我不敢想象，假如我还要住院检查，若是又遇上那位专家领导查房，那将会是什么样的后果。

事后检讨自己，一定是我太过鲁莽，居然敢在这位大夫的病人和部下面前，挑战他的权威，伤害他的自尊。虽然我很想当面向他赔礼道歉，但是胆小的我，从此以后再也没有走近那家医院。

大凡聪明的人不会愿意被认为是懒医生，但是懒医生一定是聪明人。我就曾经遇到过三位聪明的懒医生，他们似乎都有一个共通点：惜嘴如金，懒开尊口。

开始得病之初，爱人陪我到一家 ×× 教会办的医院。我们在挂号处随便选了一位神经科医生。到了他的门诊室前面，发现空无一人，我们还十分庆幸，可以不用排队等候，就直接敲门进去。

只见桌子后面坐着一个年轻男大夫。我向他介绍了我的一些情况，他很快地说一句话："你的这个病目前无药可治。"我们还傻傻地等他接着说话，但看到他似笑非笑的面容，我很害怕他会开口说出："送客！"

当我们退出这位奇葩大夫的诊室后，我们再到挂号处换了另一位专家教授的号。这次的诊室外可是门庭若市。这位女大夫虽然没有详细地告诉我得的是什么病，但她马上要我就在诊室旁的一间小屋里，做了我平生第二次的肌电图。

复诊时，这位女大夫开了医嘱，要我做更多的检查，并将我转到理疗科接受定期的按摩及推拿。后来还用塑料片为我的手腕和脚踝做了护套。

虽然经过两三次的住院检查和理疗，对我的病程没有什么帮助。但在同一个医院里，我感受到两种不同的待遇，那位聪明的年轻懒大夫视我如丧家犬，另一位女专家教授是真正地待我如病人。

我的第二次经历，让我觉得又和“懒”字打上了交道。在一次查房中，原先的那位教授很高兴地告诉我，她请了某位专精于我这种病的专家来会诊。

等到这位专家出现时，我发现他也是一位寡言少语的大夫。他只和我说了句话：“我有许多资料和文章，可以借给你作参考。”会诊结束后，我怀着兴奋的心情等了好久。我不好意思去找他讨债，但我相信这位专家必定是太忙，早就忘记了借资料给我的这件事。

有一天，这位专家忽然又出现在病房，原来是轮到他带领管床的主治大夫来查房。他似乎已经不记得我了，甚至连眼神都没和我对碰过。更让我惊讶的是，他们两位几乎是一言不发地，很快就离开了。以后的几次查房，这位专家似乎把病房当成了“康桥”，匆匆地来，匆匆地走，没有带走一片云彩。

我可以理解，医生不但是高风险，更是极端忙碌紧张的职业。有急事待办的时候，很多事情就得放下。尤其是专家和名医，不但要看门诊、赶急诊、参加会诊之外，还要开会、上网回答咨询、查资料、写研究报告和论文。但既然应卯来查房，居然能够不闻不问、不言不语、不查不看，似乎有点不可思议。我当然也很识相，因为有了以前的经验，已经知道此时无声胜有声。

现在回忆起来，我不禁猜想，这位专家级的大夫一定见多识广；很可能与那位年轻大夫师出同门，他们都清楚，我得的这种病目前无药可治，就算有药可能延缓病程，最后还是同样的结果。所以，聪明的医生不会浪费时间和心力，因为多一个这种病人不如少一人，多一个被问的问题不如少一个，多一事不如少一事。

只有病人知道，像这类医生在我们的心里，只是个谜样的“问号”和“感叹号”。当然，他们也不一定会在意，可他们终究还是缺少了一个真正的大医生必须具备的四颗心：同理心、同情心、慈悲心、责任心。

我第三次遇到的懒医生，是在一位西医转中医的私人诊所里。当我说明来意后，他为我号了脉，然后引我到诊室的旁边角落，要我躺在地板的毯子上。接下来，他用双手抱住我的头，用劲把我的脖子转了一下。当我们回到座位时，他对我说了一句话：“很多开货车的司机也有你这种病。”现在回想起来，他可能是把我当作颈椎病来治了。

我注意到这位大夫衣着轻松，还穿着一双人字形拖鞋。反正这是他的诊所，他是大夫，更是老板，他的地盘，他做主。

但令我佩服得五体投地，尊他为“神医”的是他号脉的神技。当我把手腕放在小枕上开始计时，他伸手用时一秒，收手用时一秒，按住我的脉搏用时不到两秒！不知道是他怕我有皮肤病，还是我已经没有脉搏，这位大夫懒得再费时费事了！

中国先人造字真有智慧。“怕”字是由“忄”和“白”组成。试想一个空虚苍白，且是被竖起来的心，在做事的时候，又如何能够踏实而靠谱呢？

我曾经先后两次，在不同医院动手术时，被两位年轻的值班大夫搞得心神不宁，忐忑不安。

一次是在周末，另一次是在半夜。两次都是同样的小手术，可以由医生单独操作，甚至都没有用局部麻醉（我猜想是因为避免窒息）。

第一位大夫听说要做手术了，顿时面有难色，而且在准备过程中，接连叹了几口气，也许这只是他的习惯。但是，瘫睡在病床上的我，听到之后，忽然有种“待宰羔羊”的感觉。这次手术的结果并不满意，过了几天又请了另位大夫再做一次。

还有一次手术是在晚上做的。因为伤口出血不止，大夫慌忙地让护士赶快请另一位值班大夫帮忙为我止血。闭着双眼的我，这时满脑子想的已不是那只待宰的羔羊了。

“怕”字号的医生，其实中毒并不太深，更何况惧怕本是人之常情。记得小时候，每逢佳节，家里都会杀鸡请客。第一次看到雄赳赳、气昂昂的公鸡，脖子上被刀一抹，就蹬蹬腿、扇扇翅膀，然后动也不动地躺在血泊中，吓得我从此再也不敢到现场去看杀鸡了。更何况医生要面对的，是躺在手术台上一个活生生的人呢！相信时间迟早会帮助医生跨过“怕”的门坎。但这两次经验，让我体会到医患间的信任，是先要建立在医生的充分自信上。

（4）蓦然回首，好医生就在身旁

侥幸地闯过了古稀之年的大关，回忆我的前半生，还算是幸运的，没有得过什么重大怪病，也没有看过多少医生。除了大大小小的感冒发热外，就是一些轻微的肠痉挛、拔掉几颗痛死人的蛀牙和过敏性支气管炎及气喘。动过最大的手术，用上了锯子和钳子，也不过是拔了左右两颗横长的智齿；也许是流血过多，回到家后，上趟厕所就晕倒在那里。

记得在国外，有位华裔的家庭医生，看我每每见到小病小痛，紧张兮兮的时候，就会开玩笑地对我说：“你除了有点神经病，其他一切正常。”没想到，他一语成谶，三四十年后，我居然真的得了“神经病”！

得病之后，到过几家医院，看了很多医生，也见识过好几位奇葩的大夫。我得出一个结论：“看病有风险，寻医须谨慎。”而且，我还根据经验，开发出一套自用的“医鉴”。

就像丈母娘挑女婿，但我看的不是房子、车子和票子。每次访到新大夫，我要一看他是否慈眉善目、和颜悦色；二看他是否端庄自信、温言意诚；三看他是否尽职尽责、尽心尽力；四看他是否轻率刁滑、敷衍了事；五看他是否眼神飘忽、阴沉寡言；六看他是否急躁厌烦、骄气逼人。

老实说，我这个土法炼制，为医生看相的“白衣相法”，还是屡试不爽，是经得起实践验证的“好医生”选样标准。

曾经看过一部美国电影，剧中有位医学院的实习大夫，为了医院里患有白血病的小儿病童及老年痴呆的病人能够提高生活品质，这位大夫戴上小丑的红鼻子，想尽办法逗乐这些重症病人。这种非典型的做法，自然不能被传统保守的卫道前辈所认同。最后几乎闹到要开除这位学生。幸亏所有的病人和护士都站出来支持，这位学生才得以毕业。

万没想到，我不久前在某个国内电视频道的综艺节目里，看到一位年轻的儿科医生，为了逗乐他的病童，也会搞出许多好玩的把戏和魔术。最终，这位医生参赛者得到全场的掌声，并赢得了一个红鼻子的套头。

我知道医生是种庄严而崇高的专业。任何人都无法想象，一个嘻嘻哈哈的大夫坐在门诊室，或是一个戴着红鼻子的大夫，在医院的走廊里晃来晃去，除非是在精神病院，大家才会见怪不怪。但是，面对一群患了重症和绝症的病人，能够有位懂得幽默，而且还愿意“治心”的医生，帮助病人找回久已忘却的快乐感觉，这个医生与那些道貌岸然、铁石心肠的医生相较之下，岂不更是难能可贵？要是再与那些敷衍了事的聪明医生相比较，岂不更是值得敬重吗？

得病初期，曾经去过两家医院，先后接受过两次肌电图检查。后来，又去了第三家，也是知名的顶级医院，再一次遵照医嘱接受肌电图检查。当我到达医院地下楼层的检查室时，只看到有位年轻大夫闲坐在那里，我的心突然凉了一半。果然，我脱了衣裤后躺在检查床上，咬着牙让他试扎了两三针。正当我心中暗暗叫苦的时候，一位大夫走了进来，大概是来取件的，只见他离开时，经过我们旁边，竟然停住脚步，从原来那位年轻大夫那里接手，继续为我进行检查，很有耐心地边操作边说明一些我也听不懂的事情。等检查完毕，我急忙跳下床来，没等穿好衣裤，我就留住了那位后来的医生。只见他居然是位看来不到四十岁，颜值特高的大夫。

我很冒昧地请问他："你有看门诊吗？可以接受我做你的病人吗？"没想到他居然答应了，还告诉我到他门诊时间去加号。

等我挂了号，去到他的门诊室后，才知道这位杨大夫早已是位著名的专家教授，每周只有半天的门诊，而且还是限号的。就是这位大夫告诉我，得这种病的患者，通常只有三到五年的生命期，眼下没有可以治愈的方法。但也是这位大夫要我做了电子计算机断层扫描（computed tomography，CT）、磁共振成像（magnetic resonance imaging，MRI）、腰椎穿刺等检查，还鼓励我试吃了一年的"力如太"（利鲁唑，riluzole），又为我注射了疗程十天，进口的特殊蛋白液。我不敢确定，他的治疗对于控制我的病程是否真的有效，因为不久以后，我就已经坐上轮椅了。但就是这位大夫陪我多走了四五年沧桑路，直到我离开当地，接下来我还在外地又吃又喝的多活十几年。

每个月回去复诊时，他会告诉我将来可以使用呼吸机辅助生命，也会教我一些小窍门，像是如何加强练习下巴的张合等。我们都可以轻松地笑谈生死。他启动了我的好奇心，幻想着不可知的未来，更激发了我的勇气，下定决心活在当下，尽个人的智慧和能力，去解决自己能解决的问题，把“渐冻君”留给我的其余一切困难交付医生和老天爷。我很庆幸能遇到这样的一位好医生，我猜想他或许也不会介意有我这样的一位怪病人。

我家隔壁的邻居患有严重的肝病，西医都已束手无策。后来，他看了中医，吃了好几年的中药，病情居然稳中见好，为他争取时间，等候配型换肝手术。这位邻居听说我得了某种怪病，也看过中医，结果却不了了之，他就热心地向我介绍为他看病，年近九十，属于国宝级的中医。

反正每月回到西医院复诊，也不过是点名报到而已，我已经习惯了把自己当作“死马”，索性来个中西合璧，古筝配小提琴的二重奏。怀着一颗好奇心，我接受了邻居的好意推荐。

老中医有一张国字脸，满头白发、和蔼可亲、平易近人。他真的是顺我心，合我意的好医生。从见面的那刻起，每月两次复诊，我连续服用他开的药方达四五年之久，直到我离开当地。

老先生令我印象深刻的有三件事。第一，他的记忆力特佳。每当我坐着轮椅出现在他诊室门前，他就可以很快地在空白的病历单上，准确无误地默写我的姓名和病历号码。第二，每当我向他陈述我的病情时，看着他专注的眼神，我就好像看到，电影里天主教神父在听信徒告解的神情。尤其是当他号脉时，闭着眼睛，像是老僧入定的样子。旁人会以为他打瞌睡去了，只有作为病人的我知道，老先生按住我脉门的三支手指，时重时轻，时紧时松；他正在聚精会神地抓脉呢。第三，老先生开的药方从不用高丽参、西洋参、阿胶、冬虫夏草之类的名贵药材。后来，还听另外一位中医大夫说，老先生的方子里还有一两味带有微毒的药材。大概他是认为“虚极不宜大补”，难道他还要“以毒攻毒”吗?

可惜的是，我再也没有机会请教老先生了。听说九十多岁的他，有一次为人看病时，就在他的诊桌旁溘然长逝。这使我想到“将军百战沙场死”，得其所哉！得其所哉！

为了治病，除了中西医外，我也试过许多朋友介绍的理疗师傅（包括按摩及推拿)。其中有三位留下特别深刻的印象。Y 老师知道我的时候，我的双手已经无法提举。Y 老师在近两个小时的疗程中，为我按摩全身，还教了我一套甩手、转身、提腿的体操。疗程结束后，Y 老师已经是大汗淋漓，满脸通红，而我因为用力不足，居然还是气定神闲，若元其事。

另一位南洋来的大 C 老师，有套自创的推拿方法。他要我褪去衣服，然后背朝外坐在一张可以俯靠胸部的特制椅子上。他左手拿着妮维娅乳膏，右手竖起沾着乳膏的大拇指，在我的后背，特别是在脊椎的两侧，上下不断地用力揉搓。开始的时候，每周一个疗程，我的背后都是一片片的青紫色。过后不久身上的淤青退去疼痛也不再有了。同样的，每次疗程后，大 C 老师也是汗流浃背，气喘吁吁。

还有一位小 C 老师，是在那家教会医院理疗科认识的。他有一套仪器及塑料制的裤子，待我穿上后，会自动充气，从脚底部，经过脚踝、小腿膝盖再到大腿根部。这位小 C 理疗师，给了我两个意见，使我在此后的几年中受益多多：第一，肌肉萎缩后，四肢的按摩，应该由手指头往上推，越过腕部、肘部、肩部；同样地，也是由脚指头往上推，越过脚踝、小腿、膝盖、大腿；这样才能帮助血液及淋巴液回流。第二，多练习腹式呼吸，这样才能够在将来呼吸功能衰退时，多少发挥一些功能代偿的作用。

虽然三次不同的按摩与推拿，都各自经过几个月的时间，我最后还是免不了坐上轮椅代步。但是这三位老师尽职守责、一丝不苟、倾全力付出以及诚意对待病人的态度，足以代表医技匠人的敬业精神，值得我在此记上一笔，表达我对他们的怀念、敬意与感谢。

自从我得病后，住过不少医院，见过不少医生。我发现越是资深的医生或领导，比如，A 大夫、B 大夫、C 大夫，在轮值接手每周一次查房的时候，都会很自然地仔细询问及查看病人的情况。以我为例，大概因为知道我使用呼吸机，每天都要吸痰，而且还得过几次肺部感染，他们每次查房，都会要上听诊器，帮我扶坐起来，前胸后背听个够。知道我有糖尿病，小腿的皮肤病时好时坏，他们也会掀起被子查看处理情形。

还有几位现在早已退休的教授，还会对我进行“话疗”。像美食家自居的 D 大夫，知道我是吃货，就会告诉我医院附近的美味小吃，算是精神上为我解馋；再像 E 大夫查房时，还会跟我谈到金庸的武侠小说，以及隋唐文化对日本建筑的影响。

另外，F 大夫每次回转查房时，都会查看我的病程变化，要我的眼珠跟着她的手指转动，或者要我张嘴伸舌，或者跟我闲聊家常。

这些会“神吹”和“话疗”的大夫事后会告诉我，借着谈天说话，他们可以观察我的脸部表情、肌肉是否跳动及口腔张合的情况。从这些好医生的言行中，可以看出他们对专业的尊重，对工作的负责，以及对病人的关怀。

当然，我遇到过的好医生还不只于此。比如：

G大夫是第一位伸出手机，与我分享她和宝贝儿子同游清华园和未名湖的照片。更要感谢她在百忙中，抽空面见我的孩子小两口。今天，我已经有了一位快三岁的健康宝宝，叫我爷爷了。

只要是F大夫或H大夫轮值查房的那几个月，我吃饭时都会自觉地多吃几口饭菜、多喝几口营养液，因为她们两位特别关心我的饮食健康。只要发现我瘦了，她们都会给我上堂营养课。H大夫要我多补充蛋白质，多吃肉类的食物，不管是四条腿的牛羊猪，还是两条腿的鸡鸭鹅，或是没有腿的鱼和虾，甚至豆腐都是好的。F大夫更是剑及履及，亲自介绍五种进口的奶酪，说是可以帮助增加蛋白质；她还给我看了手机里不满半岁的孙子，这个小宝贝已经会仰躺在床上，蹬着双脚，从床尾“游”到床头，将来一定会是游泳健将。

长期住在病房中的病人，尤其像我这样，免疫力低、抵抗力差的，很容易受到感染。I大夫送了我一个很精致的专用听诊器，多少可以减少一些交叉感染的机会。感谢她的细心，但她不知道的是，她因此帮我了却一个小时候拥有听诊器玩具的心愿。现在我就可以请陪护给我戴上这个专业的听诊器，装模作样地听听自己的呼吸声。

J 大夫是第一个帮了我大忙的医生。那时，我正接受完气切手术后不久，J 大夫正好轮值查房，知道我为了打发没完没了的时间，而希望将我过去编写的几本书重写合编成一本。J 大夫答应了我的请求，登上大学网站，帮我成功地选到了两位大学生当我的助理，完成我住院后的第一本书。每当 J 大夫晚上值夜班查房时，若是经过我的病房，只要有空，就会进来查看一下，顺便给我做个几分钟的“话疗”。J 大夫和好几位其他大夫都是我的“神经学”老师。他们查房时，只要有空，总会耐心地满足我的好奇心，向我说明一些神经方面的知识。

自从 2008 年 5 · 12 汶川地震后，在电视上看到许多救灾的感人故事，接着是奥运会、残奥会、宇航员在太空挥舞中国国旗等一连串大事，我就开始请陪护小王记录我的口述日记，慢慢地我也记录下得病后的一些心路历程。但这些“病榻杂记”时断时续，直到 K 大夫轮值查房，当她知道我写了一些杂事，而我又想放弃时，她鼓励我坚持写下去。从此以后，每当 K 大夫查房时，我就像小学生见到班主任，怕她要检查作业；另外，她还和 L 大夫教会了我和小王，如何使用录音笔及平板电脑的手写输入法，大大地提升写书的效率，可说是功不可没。

M 大夫是一位工作认真，平时不苟言笑的医生。当他查房时，知道我喜欢听笑话、讲笑话，他也开始上网找资料，和我一起比拼笑话。当我把这事告诉其他医生时，他们都很惊讶地以为是我捏造的新笑话。M 大夫后来送我一本他和导师合写的科普书籍。还有位 N 大夫也送了我一本由美国女记者，在得了某种大脑的疑难怪病，痊愈后所写的回忆录。这两本医书，虽然我大部分是“看了没懂”，但对于我尝试着去书写我自己的经历时，发挥了很大的帮助。

老话说：“工欲善其事，必先利其器。”O 大夫是位多才风趣的医生，他替我的笔记本电脑装上防毒软件，扫清了病毒；他还借给我一张可以摆在病床上的桌子，方便陪护帮我翻书及使用电脑。

P 大夫及 Q 大夫帮我上网搜集有关医学的科普资料，他们两位改正了许多我在书中有关医学常识的错误地方。P 大夫借我一本她珍藏的医学画谱。Q 大夫还借给我一台立式的伸缩书架，方便我看书及使用平板电脑；更重要的一件事，Q 大夫与我分享了他手机里霍金博士的一篇短文。霍金在文中提到他得病后，经常吃的药无非就是一些维生素和消炎片。这篇文章平复了我许久以来的不甘心，因为我每天吃的药也都是一些维生素和营养神经的药物。现在知道如此伟大的科学家，在得了运动神经元病四五十年后，还记得他吃的药，居然和我这个小人物吃的是一样的药，我实在应该知足了。

C 大夫因为是领导，轮到他查房时，每周虽然只一次，但他都会仔细地查问及听诊。当 C 大夫某次查房时，得知我想摆脱大呼吸机的“魔掌”，自费买一台可携带的便捷式呼吸机，以扩大我的活动空间时，他很快地就支持我的想法，而且还给了我一个更响亮的说法——提高我的生活品质。但他没有忘却他的专业责任，他邀请呼吸科及呼吸治疗中心的专家，共同检视我筛选过的小型呼吸机，确认它的呼吸模式及所有参数，都与我惯用的大呼吸机相同，另外我还配置了备用电池，留待不时之需。C 大夫让我见识到一位懂得“人性医疗”及负责任的专业医生典范。

凡是用上呼吸机的病人，每隔几个月都要做手术，将插进颈部气道里面的一根塑料喉管换新。这种换管手术从开始准备到完成不会超过十分钟，算是小菜一碟的手术，但那种抽出旧管，插进新管的撕裂感觉，总会让我想起自刎在乌江畔的楚霸王。

有回查房正好遇上 G 大夫，感谢她介绍 R 大夫为我做了一次换管手术。R 大夫娴熟、准确而快速的手法，只花了两三秒钟就完成了那段可怕的“抽换”。作为十多年的资深气切病人，我大概经历了十七八次换管手术，感谢 R 大夫，他赢得了我无比的信任与敬重。

R 大夫有个高大雄伟的身材，更有颗温和谦逊的人心。从我平躺在病床向上望的角度看去，他真的给我一种“仰之弥高，即之也温”的感觉。R 大夫每天工作很忙，除了动大手术、看门诊外，还有许多会议。每次我麻烦管床大夫去请他来为我换管时，他总会抽空赶来。最近一次换管手术圆满完成后，我再三地向他致谢，而 R 大夫只是轻松地说道：“都这么多年的朋友了，我愿意再替你换二十年的喉管。”虽然知道他这是客气，但一句这么简单的话，就像冬天的太阳，可以温暖一个病人孤寒的心！

是哪几家医院不重要，是哪几位医生也不重要。正是因为身边这些好医生，以及还有许多没有提到的好医生，他 / 她们点点滴滴的“善行”，使我体会到，穿着冷白色大褂的大夫，也会是身怀“善念”和“善心”的普通人。也只有我这个病人才知道，这么多的好医生愿意为了一个无药可治的患者，尽心尽力地，共同为我调制许多治疗绝症的灵丹妙药。真心地感谢他 / 她们！

02 戴钢盔的白衣天使

（1）病人生命的守护神

在千百种大小不同的职业当中，也许只有消防战士和医护人员，是把抢险救灾和救命疗伤当作唯一的最高使命与任务。听说女性在护士群里占了百分之九十以上。平时最常见的护士工作地方，都是在门诊室帮医生整理病历和呼叫病人对号候诊。真正挑战护士的主战场应该是急救室、手术台、监护室及病房等紧急场所。假如医生没有专业护士的协助，那些分秒必争、攸关病人生死的医疗工作，必定都会乱了套。

我还听说中国西藏有位男护士，曾经得过最高荣誉的“南丁格尔奖”。这位男士可以算是最尊贵的稀有人物之一了。但是，在广大的医护大军阵前，撑起“护”字战旗大半边天的，终究还是戴着钢盔的女护士。谁说女子不胜男！

曾经有一个夜深人静的晚上，我被一阵阵撕心裂肺的呼喊声惊醒：“救命呀！快来人啊！”很快地，就听到急促的跑步声，夹杂着车轮的响声。不用猜，我知道那是值班的守护神（护士和大夫），推着急救车赶忙去救命了。

因为长期无法运动而肌肉萎缩，我双手的静脉血管非常细小难找。每次需要抽血检验，或是感染后要输液治疗，总会给护士找来麻烦，他们有时也因为没有找到扎针的血管，向我道歉。为了缓解紧张与尴尬的气氛，我也会自嘲地告诉她们说：“没关系，是我太‘抠门’，所以血管都躲起来了。”每当遇上“一针见血”的神射手，大家的那股高兴劲，就差没有买串鞭炮来庆祝。

白衣天使下凡要记得戴着钢盔，因为在电视上看过，她们不但会遇上病人或家属“热暴力”的追打责骂，有时候她们还会碰到“冷暴力”的敲打，比如说，护士或护士长若是遇到一些颐指气使的VIP、VIP病人，或是懂得仗势挑剔的眷属，一旦让这些人不满意，那么天使们就有可能被调职离岗。

任何事情都有正反好坏两面说法。从好的方面说，天使们会因此谨小慎微，再也不会粗心大意。从坏的方面看，怕就怕有些天使从此学会了趋炎附势、逢迎拍马，以后若是到了普通病房，看见普通凡人，难免就会眼高于顶、目中无人。

难怪西方有一句谚语：“魔鬼也是天使变的。”所以白衣天使必须要不忘初心，始终如一，以平等心护持慈悲心，只有这样，天使才不会沦落。

我一向对护士都有好感，因为我的母亲也曾经做过护士；可惜她因为晕血而离开了这项神圣的工作，最后换岗成了全职妈妈。但是，母亲性格中的坚忍、执着、少言、细心和慈爱，应该都是在学做护士的时候，培训和积累下来的。这些德行无形中在我的心里树立了一个护士的光辉形象。这也是为什么当我在电视上看到护士被人追打的时候，我的内心会涌起无名的怒火与不平。但同样地，当我遇到一个为了省事、省时、省力，而敷衍了事的医护人员时，我也会兴起一阵不满与轻看。

（2）病房文化的雕塑师

一个蕴含着正能量的企业文化，会带给这个团体正确的方向感和旺盛的生命力。许多医院之间，虽然在专业领域、规模大小、设施新旧等方面，有不同程度的差异，但它们应该都会追求一种共同的企业文化基因，作为经营管理的精神坐标，那就是为病人提供更好的服务。

每个医院内部的部门、科室、病房其实也都有自己的“亚文化”。管理这些单位的领导，比如病房的护士长，就是“总运营长”（COO），也是促生亚文化的主要负责人。

自从和呼吸机“结成同盟”后，我就被困在病房中，活动范围也只能在不及一米长的呼吸管距离内。除了躺在病床上看电视，聆听陪护们讲故事、摆龙门阵之外，唯一的好处就是可以借着“冥想”来打发似乎永远用不完的时间。没想到，胡思乱想的结果，居然被我悟出了一个很无聊的“三长”理论：军士长、典狱长及护士长。

这三位“长”字辈的领导，军士长管的是营房、士兵及士官；典狱长管的是牢房、犯人及狱警；护士长管的是病房、病人及护理人员。这三位领导的工作，都有相同之处，比如，他们在执勤时都必须穿特定的制服。这表示他们的工作环境在制度、职务、业务及操作等方面都有严格的要求和规范。

但是，这三位管理者的工作对象和内容还是有极大的不同。军士长管训士兵，是要求他们具备强健的体魄和意志，绝对服从命令，守规矩，打胜仗，保家卫国。典狱长管训的目的，是要惩戒顽劣，使犯人知错能改，重新做人。在今天的时代，即使在兵营和牢房，还是要讲究铁的纪律和爱的教育。

最后，护士长的工作对象和前面的二“长”，在本质上有着很大的不同。因为病人是弱者，是病魔的受害者。他们少有军人的坚强意志，也不是作奸犯科的恶人。所以，护士长在管理上要有更多的爱心、更大的耐心和更细腻的关注心；更何况护士长还要面对焦虑的病人家属访客，以及各种不同专业背景的医生。

每天躺在病床上，“仰望”着进进出出的护士。她们要不是忙着交班查房，就是为病人打针输液、消毒换药，或是检测血压、血糖、体温等生命体征，甚至连空调失灵，脸盆堵水也要麻烦她们报修。管理这一大群人及这堆大小琐事，要说护士长是这个病房家庭的“管家婆”，也许并不为过。

在一般的企业和团体组织当中，常会发现一些严厉纠察型的领导，他们忠于职责，恪守规定，只要发现不合格、不守规定的地方，就会当众指责，甚至与家属或病人当面锣、对面鼓地争辩训斥，弄得场面尴尬，人心惶惶。

这类型的管理风格，通常会带来两种可能的结果。第一，团队中的某些“老油条”干部更有机会养成“多做多错、少做少错、不做不错”的“推、拖、拉”恶习；第二，团队中的另一些干部，也会将领导的严厉心态，一层层地传递下去，变成“大鱼吃小鱼，小鱼吃虾米，虾米吃泥土”的恶果。对于一个以服务为目标的机构而言，这种管理模式最终必将影响服务的品质和效率。

经历了几家医院和病房，根据多年的接触与观察，我总结了以下两种优质病房文化及其管理者的表现模式：

人本管理型：有几位护士长的管理风格，令我印象深刻。其中有位护士长早上在护士交班开会前，总会默默地绕行病房一圈，也许是为了预先了解病房及各个病床的状况。

在查房的时侯，她会是第一个和病人打招呼，说早安的人。若是病人有什么情况，她就会亲切地查问追踪。查房完毕临走前，她会留下一句“有事的话，请通知我们”。我发现她的这句话，也是团队当中许多护士的口头禅。

这位护士长最让我佩服的一点是，当病房有些地方太过凌乱时，她不会当着病人的面指手画脚；但查房过后，就会有位护士悄悄地将护工请到一边交待，然后护工回来就会开始清理的工作。

另外，我发现这位护士长领导的团队中，资深护士（包括主管）都会在周末、夜晚及例假日轮流值班。她们平时也会忙进忙出地做些大小琐事，除了配药、发药外，还会替病人测血糖、换药、消毒（比如替我换气切喉管的纱布与消毒）。若是碰到输液扎针困难的病人时，神枪手的资深护士就要上阵，有时她们还要检查发送的酒精和药水是否过期。这些事情也许都是稀松平常，但资深护士能够愿意接手帮忙其他同事，分工合作，乐于任事的精神是难能可贵的。而团队中的许多护士在走廊上遇到病人、家属或护工时，也都会亲切地跟她打个招呼。我觉得这些都是可喜可佩的现象。

有一次，一位新进的小护士亲口告诉我说，假如没有发现病桌上过期的药品，这位护士长还会责罚她们。我还听说，就算保洁员工作不力，违反规定的话，也会被护士长撤换、调离岗位。由此可见，“人本管理”也不会容忍松散与违规；它在“管事”及“管物”等方面，还是要讲究原则、严守规矩、赏罚分明；只不过在“管人”的时候，不管是干部，还是“非常人”，比如军人、犯人，尤其是病人，更要注意方法，懂得尊重与关注人性。

我还经历过另一位印象深刻的护士长。我问过几位护士，虽然她们没有和她共事过，但都听说她既能干又严格。许多年前，有位照顾我的特护，经验丰富，却也会倚老卖老，看不起别的护工同事。甚至还会当众抬起光脚丫子，放进洗脸盆里洗脚。某日，这位特护大咧咧地张开双腿，躺坐在休息间的沙发上。没想到被这位护士长碰见：“× 老师，你这个样子太不雅观了！”在场的护工姐妹们可是大快人心。从此以后 × 特护收敛了许多。我还听说这位护士长会用自己手臂的血管，来测试新进护士的扎针功夫。也是这位护士长在轮调换岗前，会向病人打个招呼，说一声：“假如有什么地方需要帮忙，可以来找我商量。”两位不同的护士长，一句同样的话，会让人感到异常温馨。也许这就是俗话说的“良言一句三冬暖”。

这种“人本管理型”的护士长，所领导的护理团队，一般都会表现出丰沛的亲和力与高标的执行力。

阳光灿烂型：已经过了四五年，至今想到那位护士长，我就会记起《仙履奇缘》里三位乐呵呵的仙女。只要病房外面传来爽朗的快乐笑声，我就知道这位护士长像母鸡带小鸡似的，领着交班的护士们查房来了。

每当天气晴朗时，雾霾散开，柳絮也飞走了；陪护就会推着坐在轮椅上的我，到外面的花园，去找太阳聊天。我也总是会请她们打开手机，听一听“凤凰传奇”的歌声。回去病房要经过一道长廊，还没来得及关掉手机，护士长听到音乐，就会走出护士站，笑嘻嘻地欢迎我安全归来。

大凡一个护士的工作至少具备三个特性：时间性、针对性和程序性。这位护士长领导的团队当然会有效率地执行着护士的任务，但她们懂得在适当的地方、适当的时候、对着适当的病人，送上一剂“笑”的调味料，这就很难得了。

03 病人的陪护与保姆

曾经听过一则外国寓言，说是上帝创造人类，因为太忙，没有时间照顾所有人，于是他为每个人又创造了一位属于自己的母亲来代劳。经历了几家住过的医院病房，居然被我悟出了那则洋寓言的续集：上帝在创造了“母亲”之后，发现许多病人的家属往往因为某些原因而无法照顾病人，于是他又为有需要的病人创造了“护工”的职业。从此，上帝就再也不管人世间的事了。

（1）不是家人，胜似家人

得病之前，我从不曾在意，每天要亲手处理生活上的杂事会有多少。现在想来，这些事还真的有一大箩筐。除了吃喝拉撒睡，早上睁眼下床，洗脸刷牙，梳头刮胡子，穿衣穿裤穿袜子；穿了衣服要系扣子，穿了裤子还得提拉链，穿了鞋子，又要系鞋带；吃饭后，还要剔牙齿，耳朵鼻子痒了，还要抠抠挖挖。隔段时间，还要剪指甲、理头发……当我手脚不能活动后，所有的这些小事，都变成必须求之于人的大事。

要照顾无法自理生活的长期慢性病人，对于这个病人的家属来说，就算是至亲的家人，都会是一种物质和精神上的负担。幸亏有了护工这群“新天使”，他 / 她们做了许多家属不会做、不能做、不愿做的护理工作。病人和家属才得以解放。

医院的护工大多是来自农村或外地。他 / 她们背井离乡，愿把异乡权当故乡，为的是要挣份工资，养家糊口；但是护工更渴望的，应该是能够得到理解与尊重。所以才会听到护工间也有“此处不留俺，自有留俺处”的事情发生。

这么多年以来，我很庆幸上帝创造了“护工”这一职业，我的外国保险公司，更扮演着第二位上帝的角色，让我有能力聘请护工来照顾我。病人若是上辈子的福分没有用完，那么这辈子就可以接着用，也就会有缘遇上几位有耐心、细心、善心，又有责任感的护工。而我大概就是那个有福又有缘的病人吧！

（2）另类的护工故事

历史上，中国北方一直住着游牧民族。自从二十世纪末期，中国在改革开放以后，又兴起了一支新的牧“工”族群。这个群体的主要成员大多是各地农村的，或是大山里小村落的农民。他们有男有女、有老有少，更多的是青年和壮年。他们怀揣梦想和勇气，像水银泻地一般，奔向四面八方的都市和城区，为了追求更好的工作机会和更宽的成长空间。而医院里的护工绝大多数也都是这支农民大军的一部分。

身为病房中的长病号、钉子户，我接触到不同的护工，也知道她们之中的许多人都有同乡情谊或亲友关系；她们聚居在一起，生活上和工作上，彼此照应、互通有无。自从手机普及后，护工们在互联网上有了自己的朋友圈，也就有了交流信息、沟通友谊的渠道。而我也有幸成为她们唠嗑、摆龙门阵时的忠实听众。

根据听来的一些有关护工的趣闻轶事，我把不司的护工分成下列几种类型。这些听来的小道消息只能姑妄听之，姑妄言之，就当作是“豆棚瓜架”下的笔记，当真不得。如有雷同，纯属巧合，概不负责。

鸳鸯蝴蝶型：听说中国大陆就有一亿数千万的留守儿童。这些孩子们的父母或兄姐，有的单骑走天涯、独在异乡为异客；有的同在一处工作、下班后夫妻双双把家还。

照顾我十多年的陪护小王和她的爱人，在小学时就是同学，从相互认识、结婚生子到今天已经超过三十年。他们二十多岁时就一起到了南京，从卖菜到运货，从电焊到水泥预制厂；然后又千里迢迢，赶到新疆，从修水渠、筑公路到摘棉花、采啤酒花，夫妻两人如影随形，虽有口舌之争，但同甘共苦，三十多年辛勤工作，换来的酬劳所得，伴随着汗水和青春，终于还是在老家盖起了一栋三层楼房。如今，她的爱子已经长大，成家立业，买车买房，一家四口，其乐融融。小王这对夫妻就是“只羡鸳鸯不羡仙”的最好例子。

争风吃醋型：有一次，护理中心送来一位实习的护工，小C。她的个子不高，大概还不满三十岁，她的爱人也在医院当护工，隔三差五地会来看看她。她有一个看来似乎清纯白皙的圆脸，还有一双黑白分明的大眼睛。我最初几天对她的印象只是，每当吃饭时，小C的护工同事劝她多吃菜，她就会叹口气，很委屈地说："好吧，我就再吃一口。"好一个谦虚、懂事的女孩啊。

老话说："知人知面不知心。"一周以后，我就开始听说，这个小C总是喜欢对不同的第三者说道另外一个人的小话。最后，小C还是激怒了她的一个同乡护工，小L；因为小C背后到处说小L爱漂亮，喜欢买化妆品，招蜂引蝶，甚至还想勾引小C的老公。

终于有天晚上，这两个宝贝老乡闹到我的床头。一个站在病床的右边，另一个站在左边，开始互相凶巴巴地指责对方，把我夹在中间。没想到，小L使出了一招撒手锏，她指控小C曾经在厕所里抱怨说，我这个病老头为什么还不死，如此一来，护工就可以得到解放。控方的这段话，听得我哭笑不得，也吓得小C哑口无言。最后，两个人还是知难而退，不了了之。

闹事的第二天，小L自动辞职。小C还想赖在我这里不走，跟我说了好多请托的话。虽然我也曾想过早些了断自己的残身，但我总不可能无端地把一个咒我早死的护工留在身边，借她的手来执行"最后制裁"。

小C被我拒绝后，换了新的病人继续工作。后来听说她还是被护理中心解雇，因为她触犯规定，碰上“交通事故”，把自己的肚子弄大了。好一个争风吃醋的女孩。

现在回想起来，那天晚上退庭之后，我满脑子想的一句话，就是“清官难断家务事”，何况我还是一个口不能言、手不能提、脚不能逃的“昏官”！看来我这病人的命运还真是可怜又可笑。但在某些人眼里，我却是一个恨不得早死的可恶之人。

偷天换日型：听说在肠胃科，有个老经验的护工，某天在替病人整理好大型排泄物，准备送到护士站转去检查时，不留神竟然给掉进马桶。这位聪明的大姐索性一不做二不休，把马桶冲洗干净，然后将自己的产物当作代用品贡献出去。想来，这位幸运病人的检查结果应该是非常正常的！我还听说，有个刚来的新手护工，因为分不清杂物室里的瓶瓶罐罐，错把验尿的量杯，当作普通用的冲洗杯，拿去给病人洗头。幸亏被其护工及时阻止，才没有酿成更大的笑话。

除了上面几个类型外还有两地相思型、招安续聘型、回乡创业型、含饴弄孙型、谁是老大型……但是，这些都是我闲来无事的消遣戏作，不值一提。

04 我想要个家，一个有亲人的地方

（1）黑与白的大比拼

这些年照顾我的陪护，大多是经验丰富的护工。她们来自农村，但都曾到过一些大医院看护病人，也亲身见闻了许多病人与家属亲人的故事。当这些陪护摆出龙门阵的时候，我非常乐意做个静默的聆听者。她们诉说的故事，有的感人肺腑，有

的令人唏嘘。每次听完故事，时常让我想起很久以前看过的一本漫画书。

记得小时候，我最快乐的一件事，就是母亲带我去买菜。我喜欢的东西，当然不是市场里的鸡鸭鱼肉、蔬果干货，而是去往菜场的马路边上，有个出租小人书的摊位。母亲总是会帮我选几本书，找个小板凳，要我边看书边等她。六十多年过去了，我到现在还记得那位戴着黑框眼镜的书摊老板。

除了满架子的小人书外，这个老板还有一台玻璃柜子，里面装着琳琅满目的手表和自来水笔。时间久了，我和老板混熟以后，就可以享受特权，租很多书带回家看。因为父母亲不允许挑灯夜战，我就只能偷偷地把书带到厕所，蹲着去看。有时候书看完了，正事还没开始办。

书摊老板出租的小人书，里面印的都是些工笔细描的人物鸟兽和山川房舍，讲的也都是历史小说和神怪故事。在许多书当中，有一本特别令我印象深刻，尤其是在听完护工们讲述病人和家属的一些故事后，这本已经不记得名称的漫画书，里面的图画还会生动地浮现在我的眼前。

这本奇书说的是一位白袍神帝和黑甲魔君争战的故事。神帝代表的是光明、忠勇、仁义、诚信、孝悌……魔君代表的是黑暗、贪婪、嫉妒、背叛、仇恨……这两个神魔带领着徒子徒孙，争斗不已、难分胜负。故事结尾的一幅画面，是两个神魔的硕大身躯，矗立在无边无际的宇宙太空之中，各自伸出双手抢夺一个类似地球的物体。狰狞的黑甲魔对着白袍神吼道："没有了我，你的存在还有什么意义！"

现在回想起来，这本漫画书的含义，对于一个十几岁的懵懂少年读者，未免沉重了些。但是，对于一个已经年逾七旬，看过沧桑人生的病残老头来说，它带来的却是另一种更深邃的沉重！

（2）最佳的营养液与维生素

母子情深型：

照顾我的陪护小王曾经遇到过一对母子，“老幺”是母亲喊小儿子的昵称，他有两哥一姐。自从母亲得了严重的尿毒症，住进医院接受透析治疗后，老幺就辞去了他在一家国营大饭店的厨师工作，全天候地陪伴母亲。晚上请的一位替班护工就是小王。

据小王说，老幺的母亲特别疼爱他，也特别依赖他；擦洗身体及大小便，还有来回送去洗肾，都要老幺亲力亲为。若是幺儿在身旁，母子两人似乎有说不完的话，老妈也就忘了病痛及水肿。

每天早上老幺接班的时候，都会带来自己做的饭菜，亲自喂母亲食用。老太太的两个大儿子，因为工作和家庭的关系，几乎很少来看望母亲。老幺的姐姐有时到医院，似乎就是专程过来将一些剩菜剩饭，和亲友送的水果“顺便”带回自己的家。

不过，这个故事最感人的地方，就是每次老幺晚上离去前，总会为他母亲吹奏一曲口琴。老幺回家后，还要照顾患有脑血栓的父亲，和一个六七岁的女儿。每当老幺晚归，老父就会拄着拐杖，在巷口的马路旁等候。

老幺十几个月陪伴着病重的母亲，意味着失业和离婚的结局，但老幺从来没有丝毫的抱怨。老太太最后在老幺的怀里离开了她最亲爱的儿子。从此，空荡的病房里，再也听不到老幺的口琴声了。

陪护小王还经历过另一个感人却轻松的母子故事。将近八十岁的退休干部"老大"，曾经告诉小王说，他之所以得了胃癌，一定是上辈子造孽，浪费了许多粮食，老天爷这才惩罚他，切掉了三分之一的胃。现在只能吃些流食，喝些营养液；手术后，也已经有十几天没有排便。

且不论老大做过多少孽，至少大家都羡慕他有个贤惠的太太，每隔几天都会陪着他那快百岁的老母亲来探病。终于有一天，老大要小王打开手机的免提，娇声娇气地喊道："妈妈！我拉了至少两斤！"手机那头传来老母亲高兴地点赞："好！好！好！我马上包馄饨，给你送来。"那一瞬间，小王回忆说，整个清冷的病房，顿时荡起了一股暖意和会心的笑声。

苦涩亲情型：

住院部的每一层楼的大病房，都有一间配餐室；这里有冰箱、微波炉、热水器、自来水槽等设备；这里也是病人家属及护工们，办事及热饭的地方。我的陪护小王性情爽朗、人缘极好。她教会许多人用微波炉蒸蛋羹和米饭、炒花生等，也因此认识了些朋友，包括一位刚住进病房，患了白血病的女孩和她的母亲。

几天后，这位母亲及她的女儿，过来和新朋友小王及我打招呼。我可以感觉到，面容瘦削的母亲，在她略显微胖，戴着假发的女儿面前，仍然坚强地打起精神，强颜欢笑。

小王后来和我说，曾经单独和这位母亲聊到政府的新二孩政策，并建议她再生个孩子，也好给姐姐做伴。这位母亲的回答没有让我惊讶；她很快地拒绝了小王的建议，她不忍心因此而伤了现在病重的女儿。听完小王的故事，我相信每个人的心中都会浮现一句话：“可怜天下父母心！”

不久后，这里的病房又住进了一位患白血病的十几岁姑娘。她的父母亲陪她来院做第四次的化疗。家里还有她的兄妹。据说她的母亲很平静开朗，遇见医护人员都会点头打招呼。虽然主管医生很耐心地劝告他们，孩子还有治好的可能，但她父亲时常坐在窗前，背着女儿流泪哭泣。人们很多次都看到，含泪的父亲搀扶着瘦骨嶙峋、戴帽子的女儿，在走廊里散步。

我静静地躺在病床上，聆听着护工们闲聊这对父女的故事。也许只有我知道，这位可怜父亲没有喊出来的心声：“老天爷当初给了我们迎接新生命的喜悦，现在又要摧残这个生命，还要拿痛苦和恐惧来折磨我们，你究竟想证明什么？”

执手偕老型：

大病房新收了一位九十多岁的病号。照医院的规矩，没有人会到处问，也不会随便说，啥人得的是啥病。但许多人都注意到这位老爷子的夫人，以及她朴素的衣裳、挺直的腰杆、稳健的步履和满头的白发。据老太太后来跟陪护老张及小吴说，老爷子和她从前都是地下党，还参加过抗日斗争。所以，成就了他俩的姻缘，也练就了矫健的身手和功夫。

每天早中晚三次，老太太都会提着饭盒，坐着公交车到医院来，给老先生送饭、喂饭。这个时候，陪护就会识趣地退下来，把时间留给老两口的二人世界。

每次当我听到护工们用羡慕的语气，谈论两位老人家相亲相爱的故事时，我似乎可以看到他们相濡以沫、执手偕老的温馨画面。

母爱无边型：

听说在大病房的另一端，住着一位比我年轻，却更资深的长病号。这位病友虽然失去了健康，老天爷却为他留下无穷无尽的永恒母爱。每天都有专人调制研磨山珍海味、鲜美水果的营养液送过来给他喂食。他在不到二十岁时，得了严重的癫痫症，送医治疗无效，并逐渐失去自主意识及自理生活的能力。此后就一直瘫睡在病床上，由几位陪护轮班照顾。

我和这位病友从未见过面、说过话。但他在我心中有种奇妙的亲切感，就像“君住长江头，我住长江尾”的一对难兄难弟。但我知道他比我幸运很多。

首先，像我这样瘫睡在病床上，脑子还能够胡思乱想的感觉不是很安逸的。说好听点，那是放飞梦想；说难听点，那就像一只绑住脚的金丝雀，又被关进了鸟笼，想飞也飞不高。相信我的这位病友也许已经没有这种可怕的感觉了。

其次，在我五十多岁时，父母亲相继弃我而逝后，我才深切地体会到“子欲养而亲不在”的失落感。直到现在，每逢夜残梦醒时分，我还会时常被愧疚和遗憾所碾压。现在，我只能祈求，也确实相信，父母亲的在天之灵，会一直看顾着我，就像我儿时常患气喘急病，呼吸困难时，他们俩陪在我身边，给我力量、护佑我坚持挺下去。

可是，我的这位病友兄弟比我幸运。因为在他身边有位坚强的母亲，不离不弃地为他守候了三十多年。听说这位母亲平时工作繁忙，但仍然不分昼夜地赶来医院探望。有的时候，她甚至还会在半夜查岗，为的是怕陪护敷衍偷懒，儿子的棉被没有盖好，或是床垫弄湿了。难怪会有人要唱“世上只有妈妈好，有妈的孩子像个宝”！

这一刻，我想起电视剧《白鹿原》中，满头白发的朱先生思念亡母的那个场景。朱先生在临终时，依偎在他老伴的怀里，突然对她喊了一声“妈”，惊慌了他的夫人，却原来是先生在恍惚中，想对他的母亲倾诉最后一句话：“妈，我的心孤凄得受不了哩！”

（3）虽是亲人，不似亲人

人在心不在型：

一位退休了的女教师，返医回诊，每月有几天住进病房，接受化疗。这位老师精神和体力都不错；每次化疗休息之后，还能下床到处溜达，就像班主任巡查教室一样。

女教师有三个儿子，她每次都要等到小儿子来帮她检查护士送来的药是否正确后，方才接受输液和吃药。儿子们没空时，就由她的老伴替班。老伴似乎是个沉默寡言的人，每次来的时候，都是坐在病房休息区的沙发上，读着自己带来的报纸和杂志。除了吃饭、看看电视，或是冲个澡，然后便打道回府。老伴的这种看似淡然又似冷漠的状态，令我想起那些打卡上下班而又无所作为的公务员。

心人两不在型：

有天中午，在大病房的另一端，轻轻地飘来“祝你生日快乐”的歌声。打听之下，原来是老教授的学生为她庆祝百岁诞辰。虽然老教授早已无法自理生活，而且还插着鼻胃管，也不能说话，但她神志清晰，目光明亮。尤其难得的是，听陪护说老太太性情温和，从不折腾。天气晴朗时，她和我各自坐在轮椅上外出晒太阳；总是见到她默默地看着陪护，在阳光下跳广场舞。

听说老教授很早就把她的儿子送出国留学。平时就只有侄儿侄女有空时才来探望她。儿子因为住在国外事忙，只能隔一两年抽空回来看她。但是，据说每次这些亲人来的时候，老太太都会闭上眼睛，索性来个“眼不见为净，耳不闻为清”。但不知老教授闭目养神时，心中是否有一丝后悔，当年或许有些不该做的事吧！

有一次，我与老太太相遇在休息厅。我们的陪护在各自的轮椅旁闲聊，留下我们两个人相向而坐。面对着长我三十年的老教授，为了表示敬意，我向她献上了一个“开口笑、露齿白”的问候，但得到的却是面无表情的回应。从她盯着我的眼神里我看到的是一丝淡然，或许是更多的漠然。最后，还是我退下阵来，鸣金收兵，请陪护撤回我的轮椅，转移阵地。大概是我变成了一面镜子，老太太在我的身上，看到白发苍苍的她自己坐在轮椅上的样子。我猜老太太的心里一定在想：“此子白头真可怜。已经病成这样，还有什么可乐的！”

清算批斗型：

病房里的故事，并非全部都是老死病残、痛苦伤悲的。当然也有喜庆欢愉的，比如，平安顺产的母子，病愈康复的患者。另外，更有令人忍俊不禁的惹笑闹剧。

话说有位住在妇科接受化疗的老太太。刚开始的时候，她的精神不错，就是性情焦躁、脾气不好。所幸老太太的孩子们来看她的时候，就是她最安静与快乐的时光。

令人费解的是，据说每天下午，老太太的先生来探病时，所做的第一件事，就是交份检讨书给“领导”。若是不满意，老太太就会凶着脸要老伴拿回去重写。许多人猜测，这对欢喜冤家也许经历过十年的“文革”，方才成就了这一生不平凡的缘分与经验。

临床争产型：

大病房护士站的旁边，有间供病人及家属休息与会客的阳光厅。在病房的这一端，也有一小块空间，摆放着四张沙发和圆桌，供作同样的用途。有一天中午，这里忽然传出嘈杂的争议声。原来是有位老先生病重，他的几位孩子接到病危通知书，从外地和国外赶回来。接连几天，他们都在小休息区开会。原以为他们是在讨论如何办理父亲的后事。后来才知道，当他们的父亲躺在病床上奄奄一息的时候，他们忙着争论的是，如何公平合理地分配父亲的财产！

第五章　求人不如求己，求己不如求心

01 天堂与地狱的选择

米奇·阿尔博姆在他所写的《相约星期二》一书中，追忆他与恩师莫里·施瓦茨相处的“最后十四堂星期二的课”。莫里教授因为患了“肌萎缩侧索硬化症”而瘫痪，且不能饮食。但这位教授仍然坚守最后一岗，在面对即将到来的死亡面前，他为米奇讲述了自己对人生的看法。师生俩讨论了生命、死亡、恐惧、金钱、家庭、爱情、宽容等大课题。莫里教授就像那些为了理想和信仰而慷慨赴义的烈士一样，他从容平淡地面对衰老与死亡。他在“爱”“恨”“哀”及“怒”之间，很理智地选择了“爱”。这是一位豁达而宽容的病人所愿付出的爱。

米奇在书中写出了许多病人的心声——渴望“被爱”及得到家人的支持、爱抚、照顾和关心；所有这些都是爱的结晶。只有家人的爱才可以给病人活下去的感动、温暖及勇气。不过，我猜想大多数的病人不会主动地开口，向家人索要心中祈盼的爱。

为什么？也许因为病人已经瘫痪，无法表达，所以难了、忘了。又或许是因为病人已经看透人性本质，所以罢了、算了。于是，病人宁可活在爱的沙漠，也不愿做个爱的乞讨者。

米奇在书中得出一个结论：“爱是唯一理智的行为。”但是，我认为在现实生活里，“爱”和“理智”是不能画上等号的。爱不是唯一从理智而来的产物；而理智所产生的也不一定是纯真的爱。

我还怀疑，经过“理智”包装的东西，就能够满足病人所渴求的爱。因为这种“理智的爱”往往是迟来的，是被束缚的，更是会被有心人误解成虚伪的。

只有病人知道，在身体受尽病魔的摧残后，自己的心灵是多么的敏感与纠结，自己的精神又是多么的困乏与脆弱。而家人“理智化”的过程通常都会考虑现实、迁就现实，比如工作现实、时间现实、金钱现实，甚至其他家庭成员的感情现实。假如有所谓的“理智的爱”这种东西，它很快就会稀释了家人对病人的义务感和责任感，甚至会将它们催化变质，成为无奈的“负担”和无情的“厌烦”。

因为得了绝症，因为住进病房，让我有机会遇见许多不同的“爱”。有的是被“情”牵绊而舍不得、忍不住、放不下的；有的是被现实的理智所侵蚀污染的。

那什么是“真爱”呢？似乎这是一个世纪永恒的问题。其实在病人看来，爱就是爱！真爱是没有条件的，否则就是买卖交易。真正的爱是牵挂、牺牲、奉献、谅解、包容、陪伴和支持；假如这些都要谈条件，那么“爱人”与“被爱”双方都要“理智”，才能对“值不值得去爱？”这个问题，做进一步的分析与研判。常言道:“父母爱护子女是天性,子女孝敬父母是德行。”动物的天性是自然而生,没有条件可谈。但德行是很容易被成长的环境和条件所改变的。

对于患了无药可治的绝症病人来说,生命的长度和生活的宽度已经不是凡人所可掌控。所有的问题:“爱或不爱?”“被爱或不被爱?”“坚持或放弃?”都没有太大意义。这种生不如死的生命,说得委婉点,那是“随遇而安”;说得直率点,那是“得过且过”。

病人愿意“坚持”下去,大概只有两种可能:一是他还有“真爱”的陪伴;二是他已经勘破生死玄关,不以物喜,不以己悲,活在当下,不求外来虚无的爱,不惧随时将来的死,真正修炼到“猝然临之而不惊,无故加之而不怒”的境界。

所以啊,不管病人身在何方,只要有坚贞的纯情真爱来相伴,哪里都是天堂。即便去到无情寡恩的修罗地狱,何妨也自求多福,泰然处之。如果自己随身还能带着一丝爱意与笑声,苦中作乐,岂不更是功德无量。

其实,天堂与地狱就在每个人内心的方寸之间。找对了“谅”与“爱”的两把钥匙,打开心锁,身边人都是天使。若是遇到别人找到的是“怨”和“贪”的钥匙,开锁之后,群魔到处乱舞。既然已经无力回天,与其等待人家醒悟改变,不如检讨自己、改变自己。假如还能够乐享当下,忘却眼前的苦与痛,那就更妙了!

只要记住“天理重循环,善恶终有报”,自然就会心安理得,心平气和,等着笑看人生吧!

02“芳草”与“卧佛”的感悟

记得上初中时，曾经听高年级的学长说过：“天涯何处无芳草。”一直以来，都以为这是男孩子被女朋友甩掉后说的气话。惭愧的是，多读点书后，我才知道这是东坡居士《蝶恋花·春景》中的名句。但我不了解的是，为何东坡先生的知心爱妾王朝云在歌咏这首词的时候，唱到“枝上柳绵吹又少，天涯何处无芳草”，竟会潸然泪下，泣不成声？当王朝云芳年早逝后，先生为何从此再也不提这首伤春的词曲了。

另外，我还想不通，为什么天下有这么多种类的花卉，先生还自称是“爱花人”，却不写富贵华丽的牡丹、暗香盈袖的菊花、不染淤泥的莲花，或不畏严寒的梅花，而偏偏要写那些没有花香、没有树高，却有着坚强生命力的“天涯芳草”呢？

中华文化上下数千年，在这个诗词的国度里，诞生了不可计数的诗词天才和书画名家。在我心目中，唯独钦佩子瞻先生（东坡居士）。先生多才多艺，诗词文书画，佛学和医药，样样精通。先生的神品佳作，传诵千古：有叙景抒怀者，壮丽豪迈，气吞河岳；有哀思悼念者，令人扼腕唏嘘，伤心催泪；有奇思妙想者，化万物为有情，同参天地精华；有论道叙事者，立意高远卓绝，文字铿锵精练，以“不惊”及“不怒”阐述“忍”之为大勇，以“不变”的素心，睿智而平静地守望着“恒变”的万物与人事，终能畅享天地间的清风明月，足见苏子心胸之深邃和旷达。

东坡先生更让我欣赏的，是他有十“最”大事：

其一，他是古人当中最懂得幽默的文学家，所以才有他和方外好友佛印和尚之间的趣事对话，比如“八风吹不动，一屁过江来”，以及“心中有屎，见人皆屎，心中有佛，见人皆佛”。

其二，他是最勇敢，也是最馋嘴的吃货，因为他敢拼死吃河豚，还想“日啖荔枝三百颗”。

其三，他是最有创意的美食实践家，因为他不仅写了《老饕赋》《猪肉颂》，还会撸起袖子，亲手烹制东坡肉及羊蝎子、调制东坡酒。

其四，他是最有肚量的政治家，所以他会包容那些打击欺压他，最后却失势下台的政敌。

其五，他是最重视环保及水利基础建设的施政者之一，因为他疏浚并修筑了西湖的苏堤。

其六，他是最接地气的劳动者，因为他被贬异乡、穷困潦倒时，还愿意开垦坡地，搭建草屋，种菜植树。

其七，他是最能吃苦的教育家，即使被贬谪到天涯海角的蛮荒之地，他还要设学堂，授徒教学。

其八，他是最能苦中作乐，享受自然美景的旅行家，所以他会把四处漂泊，艰困行程，当作难得的游赏机会。

其九，他是最有真爱深情的文学家之一。只有像他这样感情丰富纯真的人，才能写出“十年生死两茫茫，不思量，自难忘”如此锥心伤神的悼亡之作。相信先生在写下这阙“江城子”的时候，定然已是“尘满面、鬓如霜，唯有泪千行”。这首词道尽了先生内心的孤寂凄凉；他期盼着夫妻再相遇，却又恐相逢不识，相顾无言的那份无奈！

其十，先生的天性使他能够在苦厄困境中脱身而出，变成一个最能活在当下，随遇而安，乐在其中的人。听说他在“乌台诗案”被押送审的途中，大概因为惶恐、羞愤的缘故而投江被救。但在屡遭贬谪后，他还能写出自己的平生功业所在，竟然是他等同沦落流放过的穷乡僻壤：黄州、惠州、儋州。

假如东坡先生能够活在今天，我相信他会愿意成为一名宇航员，乘坐中国的太空船登上月球，亲自参与建造一座现代的天上宫阙。

多知道些东坡先生的坎坷人生与险恶仕途，以及他豪放、旷达、耿直、率真的性格，坚韧不屈的毅力，聪慧敏锐的才智，以及宽容多情而又珍爱生命的仁者之心，我总算解开了《蝶恋花·春景》中的“芳草”谜团。我猜想朝云姑娘早已了解，这位被九次外放贬谪，仍然满腹“不合时宜”的苏大学士，把自己比作小草，任它风吹雨打，车马践踏，只要雨过天晴、车走马离，小草依旧挺立，生趣盎然。东坡先生的这种“芳草”精神，实在值得我这个曾经自怨自怜的病残老头深刻反省与学习。

普通人要做一株“没有花香、没有树高”的小草，应该不是太难的事。但对于全身瘫痪、头脑清醒的病人来说，就算是学做一根小草，都不是容易的事，因为那种被束缚、捆绑及压抑的感觉是无法轻易解脱的！

直到有一天，我看到电视上介绍大足石刻的节目，里面有一尊释迦牟尼涅槃时的石刻卧佛像。就这一刹那，我忽然悟到，自己不也是一座不能动弹的石刻雕像吗！

记得先父喜爱旅游，更笃信佛教。我曾经陪他去了一些国家观光，也参拜过那里的丛林禅寺。我看见许多在那里打坐的和尚。

既然和尚居士都有“坐禅”的功夫，也许这正是老天爷给了我一个“卧禅”的机会。想到这里，我终于仿佛看见了在自己雕像的前面，长出了一株翠绿的“芳草”。

03“时间老怪”的药方

我认识的一位好医生，她在朋友圈里说过：“大夫只能治病，却无法治命。”

对的，一个人要想治命，就得靠自己；只要服用几瓶“筑梦踏实大力丸”，再加上“机会”作为药引子，他就有可能实现梦想，改变人生。但一个得了绝症的病人，想治好病，又想治好命，那就像要登天一样困难，这是连医生都束手无策的不可能任务。

有天晚上，在睡梦中被叫醒，原来耳边又响起了“时间老怪”的稚嫩呼喊声。

“小朋友，看样子你又有什么想不通的事吗？”

难得来了一位知心的老朋友，我迫不及待地在心中默默地把“无药可治病，无方可治命”的烦心事，告诉了他，因为他懂得读心术。

“时间老怪”听完我无声无泪的诉苦，好像生怕吵醒睡在窗前沙发上的护工，轻轻地说道：

“先不管治病，那是医生们的事。现在是你该知道的时候了。其实你已经吃了几十年，我专门为你治心的两种药。”

“几十年？两种药？你说的是什么意思？”

“时间老怪”笑了一声，接着说道：“第一种药叫‘知命丸’。每年一粒，从你周岁开始已经吃了五十年。”

我惊讶地问他：“五十年！有什么用吗！”

“当然有用。你不是说过，在五十多岁后，终于参悟了三句话，这些都是你以前从不曾关心过的话。”

满头雾水的我，细细追问之下，才知道他说的是：①天命难违；②命中有时自然有，命里无时莫强求；③天理循环，报应不爽。

“时间老怪”接着说：“你后来又吃了二十多粒的‘随心丹’，这第二种药也是每年一粒。”

“又是二十年！有什么效吗？”

“时间老怪”说道：“怎么会没效呢？难道你这个古稀老小子就没发觉，最近几年你已经可以心平气和地看待许多事了。

“什么事？”我好奇地问。

“现在你只是一个无权、无钱又无名的病残老头。假设有人当面指着你的鼻子，骂你不懂教养；又或者有些人当面暗示你是个伪善的人；再或者有些人怀着逆反和芥蒂的心理，专挑你的语病和失态，为的就是想证明你这一生所扮演的角色，比起别人要更不合格、不达标、不成功。我相信你已经不介意他们的鲁莽和无知，也不会在乎他们的偏见和无情。”

我还来不及点头称是，“老怪”眯着眼道：“你甚至已经觉悟到，只要自己持心纯、持身正，只要自己心正意诚，就可以随心所欲、自得其乐、笑对生死。更何况你身边还有那么多人愿意帮你做想做的事，帮你写你想写的书。这难道不是你吃了我为你治命而特制的药后的效果吗？”

没等我反应过来，“老怪”接着说：“其实，你比其他病人幸运太多，因为你找到了难得的药引子。”

我吓了一跳：“药引子？那是什么东西？”

“钞票！想想看，要不是当年你在国际机构工作时，有了丰厚的健康医疗保险和退休金，你怎么能够住进三甲医院，还用上呼吸机保命。你知足吧！”

“时间老怪”说完最后一句话，他的声音从我的耳边消失。留下我仰卧在病床上，怔怔地望着天花板上熄了灯的灰暗灯罩。

睡着的护工时不时地传来打鼾的声音，还夹杂着听不清楚的呓语梦话。我就这样半睡半醒地等到窗外透进微弱的晨光。

床边的那台呼吸机似乎带着调侃的意味，对我说了句：“恭喜你又多活了一天！”

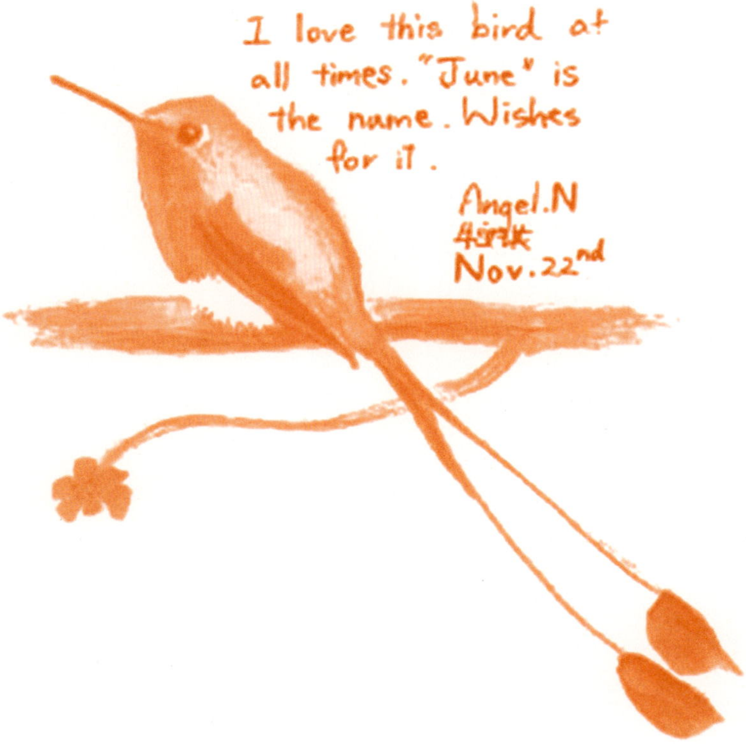
I love this bird at all times. "June" is the name. Wishes for it.
Angel.N
Nov.22nd

第三篇

奇幻生命的赞歌

第六章　谜样的人“身”

01 神经元的交响乐

想当初，我刚发现身体健康亮起红灯的时候，“渐冻君”的攻势迅猛，不到两年的光景，我的双手及双腿，就像排队一样，由上而下，从右到左，接连地失去运动功能。在这段时间，我去过 4 家西医医院，看过 5 位医生，做过 3 次肌电图。在挤满了许多候诊病人的诊室里，居然没有医生清楚地告诉我，得的是什么病？病因是什么？问题出在身体的什么部位？坦白说，我那时的内心充满疑惑，也产生了对医生不满与不信服的情绪。

后来遇到一位有耐心与善心的医生朋友，帮我找了许多有关 MND 的资料，而 ALS 是其中常见的病变类型，包括上运动神经元（upper motor neuron，UMN）及下运动神经元（lower motor neuron，LMN）。得病的可能原因，真的是五花八门，有“代谢异常说”“介导性中毒说”“兴奋性毒性说”“病毒感染说”“细胞中间丝异常说”“细胞凋亡说”“脊髓线粒体功能障碍说”“生长因子说”“炎症反应说”“延髓起因说”“轴突传导机制受损说”等。

我这才理解，为什么神经科医生，尤其是门诊和查房的大夫，都会对病人得病的原因，无法作详细而明确的解答，甚至是避而不答。难怪，难怪！莫怪，莫怪！

我不是医科学生，也不是执业医生。作为 ALS 的患者已经二十年，我对这种怪病绝症的感觉，从最初的惊恐和无知，逐渐变成无限的好奇。虽然有人劝我，不必如此纠结，但我作为受害者，总想知道：它是什么？为什么是它？

如今看到背景资料里 MND/ALS 的许多发病假说，我是一窍不通，更没有丝毫欲望去多了解钻研，因为我已经达到原先之目的——想要知道在 ALS 这个领域中，医生和科学家们，究竟做过多少研究。现在，我终于晓得医学这门科学之博大精深，而其中有许多怪病绝症，还真的无法用三言两语去解释清楚。我也因此扫除了过去对医生存有偏见的心态，代之以崇高的敬意。

自从 1999 年，我得病之后，双手双脚进行式地失力，以致无法活动，手臂及腿足出现肌无力、肌肉颤搐和痉挛；步行、转向、起身、爬楼梯等动作，都无法保持平衡；接着挺不直腰，抬不起头；走路容易绊倒或跌倒。渐渐地，人比黄花瘦。虽然已经开始有点流涎，但谢天谢地，我的牙关咬合及吞咽咀嚼尚可；认知及语言功能没有受损，动眼及闭眼的动作还算及格；心境虽曾改变，幸亏调理得当，人格不曾变态，也不会非恰当地哭、笑或打哈欠。

从资料上看到 UMN 的缺失，会导致动作缓慢、不协调及僵硬，但肌无力下降相对不明显；而 LMN 的缺失，会导致肌无力、肌肉萎缩、肌束颤抖；但两者随后的病程发展多有相同之处。从我得病初期的表征来推测，也许、大概、或许我发病的起因是 LMN 受损，但无论如何，戴在我头上的 ALS 高尖帽子似乎是无法平反，永远不能摘下来了。

我曾经想过，假如人有来生，而且还可以预定下辈子做什么职业的话，我会选择做个快乐的厨师，或许也会愿意做个受人尊敬，又懂得谦虚和幽默的医师。不过，当我读了一位医生朋友珍藏的《奈特人体神经解剖彩色图谱》后，我原先想做医生，尤其是神经科医生的念头被彻底消灭了。

我盯着那一幅幅精细的人体神经画页，不禁深深地惊叹，人体组织结构的神奇，以及每个神经系统功能与成分的奥妙。我也总算了解，为什么越是高深的医师，越常会说出“敬畏生命、爱惜身体”这句话背后的沉重意义。我终于能够理解，为什么要求神经科的临床大夫，为每一位病人详细地解释病情与病因，就像是大海捞针，强人所难的事情。

我已经不想做医生了，也不想被纠结于“谁是偷袭我神经系统的凶手”这个问题，更不想知道如何治疗“渐冻症”的方法，因为已经有许多医生告诉过我，它目前还是一种无药可治愈的绝症。但在好奇心的驱使下，我还是想了解我被攻击的那些身体部件在哪里？它们究竟长得是什么样子？

奈特医生绘制的画谱，引人入胜，可以带领读者进入一个奇幻世界。幸亏陪护在床边帮忙翻书，我才可以歪睡在病床上，扭着头、斜着眼、咬着牙，选读了几篇有兴趣的神经系统图片及说明。瞪着那些奇形怪状的神经细胞，我有一种雾里看花，瞎子摸象的感觉。

不过，撇开许多难念、难懂的专业名词，我还是摸出了一点头绪。原来神经细胞按照功能的不同，分成中间神经元及投射神经元两类；它们组成了我心仪近二十年，却从未谋面的三兄弟：运动神经系统（motor nerve system）、感觉神经系统（sensory nerve system）及自主神经系统（autonomic nerve system）。三个系统各有自己的神经元（neuron）细胞及附件，我也总算知道了一点有关它们仨的相貌、体质和从事的工作。

这三个特殊神经元细胞的族群和其他千奇百怪的细胞体及各种各样的化学物质，都分布在中枢神经区及周围神经区。它们各有各的功能，互不干扰，但又和人体的血管系统，共同编织成两张互联互通的大网。

“神经元三兄弟”长相很奇特。他们的细胞体内有一个细胞核及充满各种神经化学物质的细胞液。胞体外面也都有一根被称作“轴突”的神经纤维，周围包裹着一段段具有保护及免疫功效，被称作“髓鞘”的物质。各个髓鞘之间的空隙及轴突与终板靶标之间的接触空间，被称作“郎飞结”。

轴突的末梢碰触着下一个同质的神经元。运动神经系统是由一对对上下两段的运动神经元所组成，然后再接到终板靶标。神经元胞体外面长着许多尖状的“树突”，它们上面布满了更多的“突触”，以便和其他的神经元联系。

依照奈特神经画册的描述及说明，神经元胞体外的“突触”

内，含有各种生化元素成分，当作神经化学传导之用（比如：电解质、氨基酸、肽、酶、葡萄糖代谢后的化学物质等）。其中的谷氨酸是中枢神经系统里，最丰富的兴奋性神经递质。而γ-氨基丁酸（GABA）则是富有抑制性的神经递质。这些生化物质相互作用，共同维持神经系统的正常工作。

运动神经元的工作是接受从大脑某个功能区传下来的命令，然后指挥骨骼肌（横纹肌）做出一定的动作。感觉神经元是从身体发肤等部位所受到的刺激，如蚊子叮、寒风吹、热水烫、猫狗咬等感觉，逆向地往上送至大脑的特定部位，进行分析与判断后，再交付于运动神经系统，做出回应或不回应的动作。自主（包括交感和副交感）神经元，则是负责平滑肌的工作（比如人体内的五脏六腑），它不受大脑的支配。所有这些如电光火石般的神经系统交流与动作，都会在以微秒为单位的刹那间完成！

得病后的这些年，我渴望了解人体神经系统，因为我的内心充满了好奇与疑问。但倔强的我总想把许多积压在心中的“阿堵物”倾泻出来。我把这些问题分成以下四个类别：

两个不同神经系统之间：我得的“肌萎缩侧索硬化症”，俗称“渐冻症”，毛病就出在运动神经系统。有些大夫轮值回来查房时，会轻触我的皮肤，还会要我猜测他 / 她点触的是哪个脚指头，以确定我的感觉神经别来无恙。

我就奇怪了，同样是神经元，为什么“渐冻君”派出的神秘杀手单挑我的运动神经系统来破坏，而我的感觉神经系统却安然无事？

难道是因为两个系统分别输送信号的方向不同，而造成了运动神经系统病变后，向外扩散的多米诺骨牌效应？还是因为两个系统的神经元胞体及零部件内的成分元素及比重不同，造成了运动神经系统容易发生质变，而受到某种外来的攻击？

还是因为具有保护及免疫功能的胶质细胞、施万细胞及髓鞘发生质变，使得运动神经系统受到外来神秘杀手的攻击？又或者是“郎飞结”受到破坏而萎缩，以致轴突之间的联系被中断？

还是因为运动神经元的轴突及突触内的电解质或神经化学物质发生病变与失衡，而造成了它与感觉神经系统不同的结果？

最近从电视里看到一栏节目，说是国内有所知名大学的研究团队，针对阿尔茨海默病、帕金森病，正试图从新方向研发药物干预，来强化突触的抗毒性、可塑性，甚至去激发新突触的生成，以取代消亡了的旧突触。这项研究耗时耗钱，但愿他们有朝一日能为病人带来福音。

同在运动神经系统内：不仅是运动和感觉神经两个不同系统之间的差异，就是在同一个运动神经系统内，也有令我想不通的问题。

我刚开始得病之初，先是右手指头会突然失力，无法握笔写字，接着手臂无力抬举，然后虎口凹陷萎缩。如今，快二十年的时光流逝，右手的拇指虽然乏力，但还可听从大脑指挥，想动就动；其他四个兄弟指头却是呆若木鸡、纹风不动。我就奇怪了，调控五根手指的那五对上、下运动神经元及轴突，都在同一手臂，同一手掌，为什么会有两种不同的手指状态？

我与其他渐冻病友之间：有许多第一次来查房的大夫，看见瘫睡在病床上的我居然能吃能喝又能笑，抽了喉管气囊内的空气，还能开口讲话，他们都说我的“球部”没有受损，是我在不幸中的大幸。这么多年来，我都不知道“球部”长成什么样子？也没想知道什么是“球部”？直到十余年后的今天，我才听说“球部”泛指“延髓”。我也才有机会从“搜索引擎”及奈特医生的画页中，看到那块长在脑的下部，连接脑桥与脊髓，呈倒锥体形的“延髓”；它负责心搏、血压、呼吸、消化功能的调控，也参与三叉神经等颅神经的运作，更是中枢神经系统里的运动及感觉神经纤维通过的必经之途。

我还听说，有许多渐冻症患者的手脚还能活动，但他们的“球部”首先受损，以致无法吞咽及说话。我就奇怪了，难道我和别的病友不同，我的延髓像盾牌一样坚实，能够抵挡外来杀手的侵袭？

我记得在得病初期，那位大夫为我注射了十天一个疗程的特殊蛋白输液，以及为我开了一年的“力如太”口服药。难道是这些药物的出现，帮助我及时地抵挡和延迟了隐身杀手对我的拇指及延髓的杀戮？

我与自己本尊之间：一般的重病绝症，大多都会给患者的肉体及精神，带来无比的痛苦与折磨。渐冻症也是绝症之一；这种病的进程是所谓的“渐行式退化”（progressive regression）。患者的肢体逐渐地失去运动的功能，肌肉慢慢地萎缩，最后因为无药可治，心肺衰竭而死亡。发起渐冻症的魔君，就像是冷酷的杀手，无声无息、不痛不痒地，用着“麻醉凌迟”的手法，一点点、一寸寸，将患者的运动神经和肌肉

（骨骼肌或横纹肌）削完切断。

“渐冻症”在我发病初期及随后十几二十年的病程中，除了有几次肌束颤动（fasciculation）及神经抽搐引起的短暂刺痛外，反而没有让我的肉体承受任何直接的、巨大的痛楚。但是，它也确实夺去了我的运动功能，使我无法自理生活，造成极度的、绝对的不方便。“渐冻症”就像一个沉默的隐形杀手，悄无声息地，一片片取走我的生命，直到最后的那一天到来。

不过，幸好我打小就是个内向的调皮孩子。长大后养成“大事不惊，小事不愁，解决不了，习惯就好”的个性。只要“渐冻症”与疼痛之间不画上等号，即便是四肢不动，坐在轮椅上，或是瘫睡在病床上，我也能苦中作乐，该干嘛干嘛，能想啥想啥。

其实，我早已知道自己是个无药可治的病人，我所想到有关神经系统的问题，都是由于好奇心引发的。对于以临床治疗为主，而非病理研究的专家医生来说，我的这些问题都是没有意义的无解问题。不过我依然相信，在任何时间、任何地方，好奇心还是很重要的；因为它会推动想象力及创造力，还会帮助充实及丰富一个绝症病人的生活与生命。只要我的好奇心一日不灭，我愿意划光身边所有的火柴，就为了照亮眼前的黑暗。

02 染色体的圆舞曲

听说上帝依照自己的身形，创造了男人，再从男人的体内，取出一根肋骨，创造了女人。然后，祂就撒手不管，将人类传宗接代的任务交给这对男女去执行。

但是，祂仍然留下一大堆谜团，放在许多魔盒中，让人类去揣摩及解开。这些谜团之一，就是攸关所有生物的生命遗传基因。我常常在想，上帝的魔盒就像潘多拉的魔盒，里面藏着催命的妖怪，不知道什么时候会从盒中蹦跳出来。但我还相信，上帝的魔盒也会藏有救命的天使，就等人类去打开。

上帝的子民被称作“万物之灵”，不是没有道理的。19世纪中叶及20世纪初，就分别有人试着敲打上帝的魔盒，成功地用豌豆及果蝇开启了研究生命遗传规律的大门。

接下来，科学家们相继发现了“脱氧核糖核酸”（DNA）、“基因”（gene）及“染色体”（chromosome），为生命遗传物质基础的研究，打开新的一扇大门，铺下了坚实的基石。从此以后，基因遗传学的研发与实践突飞猛进；而且在身份鉴定、农渔业、畜牧业、工业、环保，特别是在医学等方面的应用上大放异彩。

人体的细胞总数大约有 10^{14} 个；其中的有核细胞，所含有的DNA储存着人类遗传信息。正常人中，这些状似螺旋形的DNA形成46条（23对）染色体，每两条构成一对；其中一条来自母亲，另一条来自父亲。这23对染色体，每对形状大小不一，就像在跳舞的男女，其中一对负责决定性别。23对染色体包含有近30亿个构成的物质基础（碱基对）。

基因是染色体中一段有特定功能的DNA，一般来说，基因包含的遗传信息可以指导合成特定蛋白。人类总共有2万多个基因，每条染色体具有不同数量的基因。基因组（genome）则是指人类所有遗传物质（包括DNA）的总称。在浩瀚的大宇宙里，有着无限大的空间与无限多的星体。真没想到，在每个人的有限躯体内，居然也像小宇宙一样，相对地蕴藏着几乎是无限多又无限小的生化物质。

人类的细胞分为体细胞和生殖细胞，生殖细胞分为精子和卵子。男人的精子有23条染色体，女人的卵子也有23条染色体；精子和卵子结合后，各自的23条染色体，配双成23对，生命于是开始孕育。23条+23条=46条=23对，如此一道简单的算学公式，不由得我再次为生命的奥妙与神奇而点赞。

因为基因研究的不断突破与提升，人们开始知道，多数的慢性疾病，比如高血压、糖尿病，另外如癫痫、癌症、血友病、唐氏综合征、多趾症等，以及像我得的这种疑难杂症，多少都与基因变异有着直接或间接的关系。于是，医学遗传学对基因的研究，大大地帮助了疾病的预测、预防、预警、诊断及治疗。更因为基因工程技术的开发与应用，许多工具和技术不断地推陈出新，比如，基因编辑、基因剪刀、基因打靶、基因修补、基因手术，甚至还有利用“跳跃基因”来治病。所以，有人说20世纪是“药物治疗”，而21世纪则是“细胞治疗”的新时代。这些匪夷所思的“神话”，也给了我们这些目前无药可治的绝症病人一丝渺茫的希望。

最近，我在电视上看见许多活蹦乱跳、会后空翻的机器人；还有记录了30多万首古诗词，能够自动写出合辙押韵、令人赞叹的命题诗词。我还看到一个“柔性皮肤”的女机器人，居然可以和选民自由沟通，准备竞选总统，而且还想找个真人结婚生子。我不禁感叹人工智能的神奇。

但我也从别的报道中觉察到，在人工智能的节节紧逼下，生命科学也不断地进步。首先是基因研发的运用，其次是医学科技的突破。

前者就像是可以用“靶向药物”对准特定的目标基因来治疗癌症，或是用细胞作为3D打印喷料的“治疗性克隆”，以及还在伦理道德圈中挣扎的“生殖性克隆”。不过，2018年1月的电视新闻有篇报道，说是世界第一只体细胞的克隆猴在中国诞生。看来孙大圣终于拔了根猴毛吹口气后，有个猴分身来到新世界。据说目前所有的克隆动物，中国的克隆猴是最接近人类的灵长类，所以这种克隆猴将来在人类医学研究方面会有很大的贡献。

后者就如2017年11月底的电视新闻报道，中国某医科大学附属医院，花了18个小时，完成一台“换头颅”手术，这种巧夺天工的医学科技在从前都是闻所未闻的。

我以前常思考一个问题：“究竟是上帝创造人类，还是人类创造上帝？”现在，这问题已经没有多大意义了，因为人类早就一步步地把自己变成了上帝！福兮？祸兮？

所幸我在知道了人体神经系统及染色体组织后，我为自己找到了解谜的答案。即使人类创造再多的“拟人类”或“准人类”，它们也许能够在力量、速度、知识储存、逻辑思辨等方面，胜过它们的创造者，但只要“假人”装的有芯片、电线和电池，这些零部件永远赶不上“真人”体内精妙细微的组织与成分。自然生长的人类还会是这个世界的最高主宰。

第七章　医药科技一家亲

01 脑机融合的二重奏

我曾经看过一档电视纪录片《互联网时代》，介绍美国一所大学的计算机教授，将一枚芯片植入他太太的手臂内，然后就可以控制她的手掌去开门。没有多久，我又在电视上看到两档节目，分别介绍了两个脑机融合的研发项目。第一个项目是利用人脑电波指挥一只头上插着天线的白老鼠，引领它沿着指定的路标前进。第二个项目则是帮助一位家庭主妇，戴着特别设计的头盔，发出指令遥控微波炉的开关及地上滑走的吸尘器。

最近，在朋友圈里收到一则消息，说是美国有位男子，因为车祸伤及颈部，有一段脊髓受损，结果导致高位瘫痪，胸部以下的手脚失去运动功能。后来，医生及科学家们，绕过受损的脊髓，在大脑及手臂之间，搭起一条线路，利用“神经旁路系统”，将大脑的指令输入计算机，作精确的解读，然后透过绑在手臂上的许多电极晶片刺激肌肉，完成指定的动作。这名男子居然可以玩起电子吉他，弹奏“吉他英雄”！

自从知道了许多人机合作的故事后，我开始做起我的白日梦。但愿有天，某个中国的脑机融合团队，能够帮我用意念打开电视看电影，也能够打开电脑用意念控制鼠标，操作各种软件玩游戏，听音乐，写文章、读电子书。那将是多么美好的一天啊！

02 中西医及科技的大合唱

初唐四杰之一的卢照邻，曾经拜在药王孙思邈的门下学医。没想到，药王逝世后，徒弟照邻竟然投江自尽。据记载，照邻两脚痉挛、萎缩难行，后来又病及一只手臂。有人说他可能是患了小儿麻痹症或麻风症，他曾自掘坟墓，僵卧其中。想象当年的医学知识和经验，我大胆猜测，照邻是否也有可能患了渐行性的肌萎缩侧索硬化症和压疮之类的皮肤病。他拜药王为师，正是为了学医求治。师父去世后，照邻在绝望及惊恐之下愤而求死，是可以理解的。这也说明在当时的环境及条件下，连中医药王对一些病症，仍然是束手无策。

谚语云："文人相轻，自古皆然。"但我察觉到，这种现象似乎也存在于中西医之间。有的中医也像武术大家，讲究的是家传的秘方及私塾弟子；他们除了一些公开的药方，对别的中医药方都有不屑一顾，或是避而不看，或是多加挑剔。而西医方面，虽然重科技、讲方法、有系统，而且愿意分享经验与研究成果，但对于中医的功效，还是存有"西医治不好的病，中医未必能治好；中医能治好的病，凭着病人的自身免疫力和抵抗力，或许不治也能好"的心态。

自从屠呦呦团队的青蒿素得奖成名后，虽是中药西用，但毕竟是出自于中国人的中国草，到底还是让中医药与有荣焉。

其实，作为医学的门外汉，以及绝症的受害者，我领教过许多不同的中西医。我个人觉得，中医虽然有独到的“望、闻、问、切”的微观基础，但他们欠缺精细而准确的科学方法与技术。不过，中医的宏观辨证理论以及阴阳平衡与五行生克的道理，对我还是有一定的说服力。就拿一个小例子来说，我得病后的最近几年，开始感到严重的口干舌燥，甚至舌苔消失、舌面干裂，还伴有耳鸣；而中医对此就有一套不同于西医的说法。为了解决口舌的问题，我以菊花、金银花、干草、麦冬冲开水喝，但似乎没有太大效果；最后，只有吃叶酸片（维生素 B_C），再以香油涂抹唇舌，以西瓜霜、话梅和茶精润喉生津，虽然不能治本，至少可以治标。

得病后将近 20 年的经验和感觉告诉我，自己病体的上半身似乎是“火旺”，下半身似乎是“虚寒”。所以，上身盖条薄巾，不觉得冷；下身盖条棉被，不觉得热。假如我是学中医的学生，我会束手无策，因为我不知道，应该先救火，还是先祛寒；两者之间，此消彼长，彼消此长。可惜现今已找不到琅琊榜中的琅琊阁主，否则向他借来用以治疗“火寒毒”的冰续草，说不定对于控制 ALS 的进程也有效果！

即便在西医的实践与理论当中，恐怕也未尝没有一些例子，比如神经系统的运作会受到谷氨酸和 GABA 的刺激或抑制，甚至如延髓会有影响肌紧张的作用，这些何尝不是一种“平衡”与“相生相克”的概念。

我在 1999 年确诊得了“渐冻症”，开始一年多也曾想过轻生。但病程进行迅速，不到一两年，手脚都已无法活动。就算当时身边流有江河，我也无法跳水，对自己执行“最后制裁”。后来，借助呼吸机的庇佑，才能苟延残喘至今。

相信我“硬化”了的运动神经早已是枯枝败叶，纵然有灵丹妙药，也无济于事。最近，在电视上看到，韩国某所知名大学的韩医研究院，开发了一台能“号脉”的机器，还可以收集分析病人心脏活动及血液循环的大数据。所以，我还是有个心愿：希望有朝一日，中国人的中西医药能够团结合作，再辅以脑机融合的科技，共同奏响新的一曲“黄河大合唱”，让我在抵达这段心路历程的终站时，还有机会吼一声：“你也滚蛋吧，渐冻君！”

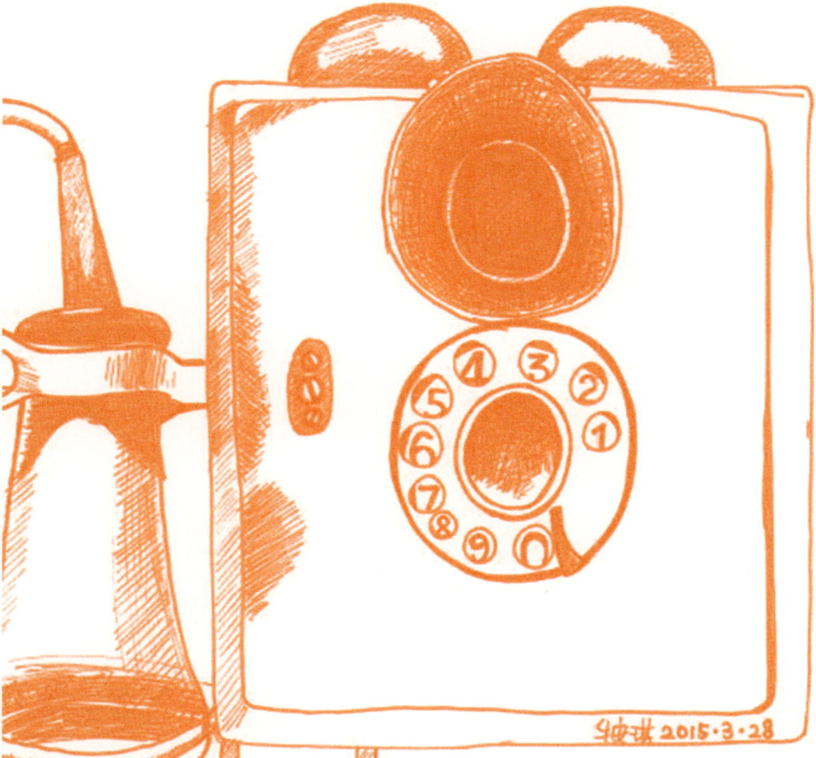
2015·3·28

第四篇

鸿雁传书病榻情

第八章　冰山上的寄语心声

01 致青春

当岁月飞快流逝，感谢你一直不曾弃我而去。

是你看着我，从无忧无虑的无知童娃，长成调皮捣蛋的好奇少男。是你陪着我，一次次面对错败，而你仍然坚持引领青涩的我，一步步走出伤心落魄的迷津。也是你给我力量，帮着我撑起，庸碌中年的种种无边压力。

在追梦的路上，当我疲惫困乏的时候，还是你为我找到生活的乐趣，带来生命的活力，激励我继续前行。

当年华老去、白发频生，往事不堪入梦。这时的你教会我如何笑对残阳，放下执念，拾起宽容，回看人生。

当“渐冻君”悄然附体，我身如寒冰似铁，动弹不得，胀痛难耐。是你抹干我的眼泪，重新点燃我的热情，用笑声和勇气，驱散我的孤寂和恐惧。

幸亏有你，让我遇见许多天使般的人们；是他们的仁慈、关怀和照顾，温暖了我的心。我才能在“悲欣交集“之余，从

“灵与肉”的挣扎中，得以放飞灵魂，摆脱肉体的桎梏。

谢谢你，青春！愿你的赤子之心，伴我一生，直到永远！

六乐叟 / 助手小王

2019 年 5 月于北京协和医院

02 致霍金

尊敬的霍金先生：

最近，在您生活过的地球上，中国的互联网热传一篇由“远读重洋”推出的文章，简明扼要地介绍了您的遗作《终极问答》。读完这篇短文，我似乎粗略知道您说的是些什么东西，但最终我还是弄不明白您说的东西究竟是什么。

其实，我的无知并不重要，因为我永远会是您的铁杆粉丝。而且，作为全瘫 20 年，同样也是“渐冻症”的患者，我满心地觉得自己会比一些其他的读者，更能多点体会您曾经走过的心路历程。

我知道您不会稀罕世俗的崇拜，也不在乎别人的批评。坦白说，在我不算短的患病岁月里，我有过太多回，失去勇气的念头；我不愿意，也不敢面对生的挑战。所以，我是真心实意地佩服您，不仅仅因为您有超人的智慧和科研成就，更是因为我能切身地感受到，那份蕴藏在您体内的精神力量，是如何支撑您不屈不挠地，和“渐冻症”拼搏了 50 多年。

“我的思想是自由的！”每当我想起您说的这句话，就像是在无声处听惊雷，轰然一声，将您的身影重重地烙印在我心深处，然后留下一座最高贵、最美丽的勇者丰碑。

当您在九天之上翱翔的时候，您还牵挂着地球，担心人工智能过度发展后，会带给人类失控的局面。所以我说，您是最接地气的宇宙学家。我敬佩您在旁人难以想象的艰困绝境中，还能坚持守护那份追求真理的心志和悲天悯人的情怀。

我更羡慕您拥有乐观的心态，活在当下，畅享生活的乐趣，甚至还敢钻进风筒中，尝试飞天的刺激。告诉我，好玩吗？（悄悄跟您说，我也曾坐着轮椅上下班，游花园，逛商场，下馆子，还请人抱着我泡过温泉。）

2019 年 4 月 10～11 日，全球各地的人们同时段看到，科学家们捕捉到的黑洞图像照片，终于证明了星系中黑洞的存在。虽然您未能目睹这张黑洞照片，但我相信您没有遗憾，因为您早已神游太虚，进出过黑洞，踏遍宇宙间每一片明暗虚实的地方。您曾预想过宇宙的诞生，更预判数十亿万年后宇宙的自然崩塌。可惜您没遇见上帝，否则您俩之间，必定有一场精彩而有趣的对话。

此致

敬礼

六乐叟 / 助手小王

2019 年 5 月于地球

03 跟病友说声：“珍重！”

亲爱的 Z：

当你穿着病号服，颤巍巍地踏进我的病房时，我以为你只是走错房间。后来才知道，你就住在我对面的病房，也是得了

“渐冻症”。目前，这种病还没有可以根治的有效方法和药物，也没法为病人找到确切的发病原因。

你告诉我说，就在几个月前，你刚办完退休手续，离开了服务多年、工作繁重却特有成就感的岗位，家里也开始整修房间，准备迎接一个崭新的生活。偏偏就在这个时候，你被确诊得了 ALS 这种怪病绝症。心理无法调适，你只能整日以泪洗面。后来打听到我也是得了同样的病，你才过来找我聊聊天、散散心。

坦白讲，我们第一次见面的时候，我还是有点担心，怕的是你看到我瘫睡在床上，脖子上还插着呼吸机的喉管，这样的情景会增加你的心理负担。但是我从你带泪的眼神中，可以看出你是一个热爱生命，而又有坚强毅力的女汉子。在以后几次见面谈话时，你都答应了我不再哭泣。而且你还把家人带来的两只大闸蟹，分了一只肥的送给我品尝。你在这次谈话中，还开始喊我大哥；那一刻，我的内心充满了感动与温暖。

你可曾知道，医院老楼有条西门长廊，四周围都是高大的常青绿树，看不见一栋栋的水泥大楼，是个接近自然、远离病房的好处所。当我戴上小呼吸机，出现在长廊的时候，许多在那里放风、晒太阳的人们，走了过来，围在我的身边，好奇地看着我特制的高背轮椅，以及连接着我喉管的呼吸机。那时的我就像一只被人牵着、正在表演杂耍的猴子。

忽然，在人群里传来阵阵歌声。我抬眼望去，看见两位穿着病号服的瘦弱女士，正唱着不搭调的歌曲。还没等我回过神来，她们已经转过身去，带着歌声，并肩离开了我们。看着她们渐行渐远的背影，我好像是在送走两个飞走的黄鹂鸟。但她们平静而从容的眼神，给我留下深刻的印象。坦白讲，我当时想到的是一句话：同是医馆沦落人，相逢何必曾相识！

听说大家把她们两位叫作“饭菜阿姨”，原来其中一位姓范，另一位姓蔡，都是来医院接受化疗的癌症病人。很可惜，我以后再也没有见到过她们俩。我现在告诉你这个故事，就是想让你知道，在病痛的苦难中过日子，流着眼泪过，是一天；唱着歌过，也是一天。那就不如苦中作乐，让病魔代替我们去流泪吧！

好像还没跟你说过，当我被告知得了这个莫名其妙的怪病后，我也曾伤心流泪。因为我乐观的性格和不服输的脾气，我一直是用“好奇”的态度，满心地想看看这个怪病，会给我带来什么样的变化。既然老天爷对我们按下了“静止”键，未来的路就要我们自己去想办法，而这条路肯定不会是康庄大道，前面等待我们的是许多的“不方便”“不自在”和“不甘心”。

虽然明知道这是一场打不赢的战争，至少也要让我们打几场漂亮的战役。我时常提醒自己，也想在这里告诉你，我们是绝症的病人，但我们绝对不会做逃兵。既然医生开不出有疗效的处方，我们就要勇敢地“活在当下，随遇而安”。我们要为自己多想些有趣的回忆，多做些有意义的事情，多找一些活下去的理由。你就会发现，经历过风雨以后的我们，还是能够继续划上一条条美丽的彩虹。

收到寄来的短信，知道你已经搬到了海南岛的三亚；换一个新鲜的环境，对于延缓病程是会有好处的。但请记住，自己内心的太阳绝对比天边的那颗要温暖得多。

珍重！加油！我的战友！

04 最后的七封信

（1）亲爱的 S：

知道你从医学院毕业，完成驻院实习。最近又顺利地通过了专科证照考试，找到了一个满意的工作，还考上研究所，继续深造，而你的妹妹也已经大学毕业开始工作。我的内心真是为你们高兴，也不禁想起你的母亲，在这二十多年来含辛茹苦地抚养你们姐妹俩人，我相信你父亲的在天之灵，会对你们今天的成就感到无比的骄傲与安慰。

你的妹妹曾经问过我关于你们父亲的事。我现在也可以告诉你，他是一个能干而又任劳任怨的人，有着温和平顺的性格。记得我们共事的时候，他不辞昼夜，加班加点地完成了电脑操作系统的安装。当我们开车出游，轮胎坏的时候，都是你父亲动手更换备胎。你的个性很像父亲，不论什么时候都会面带笑容，给人一种和蔼可亲的感觉。

我学的不是医学专业，所以没有资格告诉你如何成为一个医技高明的大夫。但是，我这辈子，尤其是近二十年来，见过了太多的医生及治疗师。或许我多少可以和你分享一些我心目中的良医形象。

我觉得病人眼中的好大夫，除了具备高超的医术外，应该还要有“三心二意”，也就是“爱心、耐心、细心”及“诚意、情意”。你大概听过“医者父母心”及“大医精诚”这两句话。它们很清楚地说明了一个良医，会是如何真心诚意地呵护病人，如何在医学的领域上精益求精、锲而不舍。

我之所以在“三心二意”中加上“情意”，是因为好多年前我看过一部很感人的美国电影《妙手情真》。它介绍的是某医学院学生的故事。这个学生在做实习医生的时候，为了让许多患有重病而心情低落的儿童重新拾回欢笑，他戴上了大红的橡皮鼻套，打扮成小丑的模样。为这些病童逗乐子；他还有许多离经叛道的做法，当然不会被那些道貌岸然、满脸严肃的大医师们接受。但是仍然有许多同事、护士、重症末期的病患及痴呆的老年病患，因为他的热情而打开了心灵的门窗。

不过，医生要有爱心，却不能太过多情。因为医生总要面对很多患者的病痛与死亡，假如时常动情，医生就要有非常强大的抗压力，否则就会精神崩溃；但是医生在接触病人的时候，最好还是要有悲天悯人的爱心，这样就会衍生出耐心及细心，千万不要表露出冷漠无情、不苟言笑、拒人于千里之外的感觉，另一方面，却又不能流露出嬉笑、无所谓的样子，其间分寸的拿捏，相信你能够领会的。

病人到医院看病的时候，内心必然是有压力的。假如医院像迪士尼乐园，那将是多么美好的梦想啊！医生的工作是辛苦的，责任是繁重的。但我相信你会是一个称职的好大夫，因为你已经具备了我心目中良医的条件。

每次在父亲节、我的生日及过年的时候，总是期待你的电话，当我听到你的声音，我的内心充满了喜悦和感慨。一晃眼，二十多年过去了，终于收到你寄给我的结婚照及蜜月旅行的风景明信片。看到你和新郎的灿烂笑容，我都深深地被感染了。前些时候，从你打来的电话中，我也听到了新郎的爽朗笑声。我为你们高兴！如今，你已是两个孩子的妈妈。你必定是一个贤妻良母，我知道你的父母亲会为你感到骄傲。

我从小看你长大，知道你温和平顺的个性。相信你的家人都会珍爱与你相处的时光。祝福你和你所爱的人们幸福美满、平安吉祥！

（2）亲爱的 G：

谢谢你从电脑下载的音乐歌曲，帮助我打发病床上许许多多的分分秒秒。每次看到我爱人戴着你送我的遮耳鸭舌帽，顶着寒风来医院看我的时候，我们都会谈到你的细心与体贴。那顶帽子就像是戴在我的头上，帽子的外皮被冻得冰凉冰凉的，里面的绒毛却是暖暖的，很贴心。

你在机构工作快超过 15 年了吧？还记得当初你来应征时，我看重你的，除了有足够的专业知识与经验，更重要的是我相信，你有一个谦和及坚韧的个性。

你果然没让大家失望，你接受了单位的繁重任务。将设备、员工及业务一步步扩充，尤其是我注意到你能吃苦耐劳，有段很长的时间，你需要等所有人都下班后，将整天的工作资料做成电脑备份，才能够下班回家。还有一次，你负责打印及换贴图书馆几千本图书的标码；你从来没有向我抱怨过工作繁重，你没有辜负我对你的期望。

不记得是否曾经告诉过你，一个人在机构或企业中的成长，通常会经过几个阶段。首先，在“做事”的阶段，他要借着自己的能力及表现，来赢得别人的肯定。其次，在“做人”的阶段，他要学会在新的环境中建立好人际关系，赢得别人的尊重。

下一步，他有可能被给予“管事”的机会与责任，比如说，拟定一些方案、管理几个项目及监督计划的执行。这个时候，他会发现任何事情的背后，其实都有“人”的因素。“管事”能否成功，取决于最后阶段“管人”的成败，而“人”是不容易管，也是不服管的。但是“人”要是管不好，那就会乱套了。学管理的人有许多理论，其实归根究底，做领导的人只要把握一个最基本的原则就可以了，那就是“诚以待人、勇于担当”。

听你说，你们单位新聘一位资深专家作为领导。而你从他那里学到了许多专业的知识与技术，我真是为你高兴。我原本就相信，凭你的性格，应该能够发挥很好的辅佐及协调的作用。

这次，你和许多朋友又不远千里飞来看我，为的是要亲口告诉我两件大事，一是你就快要完成 EMBA；二是你已经有了对象，并预定择期结婚。

我在这里衷心地祝愿你工作及学业顺利成功，身体健康、婚姻美满。今天，我已经看过你们夫妻俩，带着小宝宝外出游玩的照片，真为你们高兴，祝福你们全家幸福快乐！

（3）亲爱的 A：

谢谢你在度假时，每到一个地方，都会寄张当地的风景明信片到医院转给我。从前我在出差或旅游的时候，也常会寄一些卡片给远方的亲友，有时还会寄给自己，贴上当地的邮票作为纪念。但是，当我收到你寄的这几张卡片，我才领悟到，能够被一个正在享受快乐时光的朋友惦记，那是多么幸福的感觉！

听我们的朋友告诉我说，你曾在一家外资企业服务，工作很忙，相信压力也会随着职位与责任越来越重。希望你多注意调整自己的心情与身体，也要注意饮食与休闲运动。

在外资企业工作，可以有更多的机会去了解、学习他们的长处及优点。尤其是他们的公司文化、作业流程及管理效率，还有就是他们对人力资源的养成。

我曾经和几位年轻同事们说起，我对人才管理的一些想法，顺便在这里提一下，也许可以供你参考。关于人才管理大概可以分成五个要点：识才、用才、育才、惜才及留才。

在一个团队中，分工越细，跟别人合作，共同打拼的机会也就越多。作为团队的领导，需要做到：发掘并欣赏别人的优点，创造条件，帮助他发挥长处；容忍别人的缺点，安排机会，帮助他补全不足及改正错误。能够做到这几件事，领导在“识才、用才、育才”等方面，基本上可以说是到位了。

假如员工被安排在适当的岗位上，又能够给予适当的培训与鼓励，他多少总能做出一点贡献，除非他是故意捣乱、恶意破坏，或是十足的庸才。

有时候，领导对于员工的管理常会掉入一个陷阱而不知自拔，那就是“爱之唯恐不及，用之必竭其力，忌之如避水火，弃之如抛敝屣”。所以，不管是大领导还是小领导，都要懂得珍爱人才、疼惜人才。只有这样才有可能留住人才。

历史上的“萧何月下追韩信”也许是“留才”的最好范例。但人才不光是靠甜言蜜语、高官厚爵，或是金银财宝就可以永远留得住。假如一个人才到了外边能够获得更多的发展机会，或成长的空间，这个时候“留是不留、不留是留”。作为领导就应该用宽广的心胸，尽可能地放飞人才，说不定还可留住人心。大家好聚好散，为将来再见面留一片余地，创造一个对自己、对人才、对社会三赢的局面。

前些年，当你带着男朋友，专程来医院看望我，你虽然没有明说，我就知道你的喜事近了。果然没等多久，我就收到你托朋友带来的婚纱照及超大的喜饼盒。没过几年，我又收到你们爱情结晶的照片。

祝福你全家平安健康，幸福快乐！

（4）亲爱的 F：

从手术室到重症监护室，再回到病房清醒后，我才知道医生们已经为我做完了气管切割手术。瘫睡在病床上的我动也不能动，只能歪着头，斜着眼盯着病床旁的呼吸机，两条塑料管成了连接我和这个人工肺的生命线。当时我的心情有一点惊慌，有一丝好奇，更有许多的无助和无奈。我不知道究竟呼吸机和我之间，谁是谁的附属品！

过了好几个月我才慢慢地适应了，在病床上被呼吸机牵绊着，无法动弹的日子。终于有一天，就好像有人对着我说：“赶快找些事做，否则你真的会变成废人了。”一位医生朋友帮我在网上找到了你和小龙，这两位年轻朋友。

记得初次见面的时候，我请你们答应陪我做个梦，帮我将过去编写的几本繁体字的书，重新删改合并成一本简体字的精华版。这个要求本来不是件难事，但我可以看出你们迷茫的眼神。大概因为你们从不曾帮过一个四肢不能活动，而且说话又没有声音的病人去写书。经过一年多的沟通，摸索及努力，你们还是成功地帮我完成并出版了这本新书。

令我感到欣慰的是，你和小龙此后还经常来医院看我。不久，小龙如愿地通过公务员考试，回到老家的省政府工作，而你留了下来，更以优异的成绩考上了一家顶尖的金融机构服务。每逢节假日，你还会陪着你的父母、兄弟及朋友到医院来陪我聊天，还带上亲手烹调的小菜，买的水果、点心。

我真的非常欣赏像你们这样的80后。你们来自农村，朴实无华，努力用功。名校毕业，努力工作，表现优异。你们不尚空谈，没有虚幻的宏图壮志，但你们知道自己的人生阶段目标，脚踏实地，一步一个脚印，向着目标走去。你们还能够谦虚待人，细心体贴，不张狂、不气馁。你们像亲人一样对待我，要我分享你们成功时的幸福感觉，与我共尝你们求职等待结果时的焦虑忧思，向我倾诉情感上的牵挂及纠结，为我细述旅游时的快乐时光。

谢谢你们的善良与关心，你们给了我无比的温暖与期待。

（5）亲爱的X：

我要向你及许多照顾过我的陪护们，送上最真诚的谢意。我无法料理自己的生活，因为有了你们，我的生活品质才能维持一定的水平。你们帮我刷牙、剔牙、洗脸、擦拭身体；你们抬着我上下病床，处理大小便；你们帮我喂饭、吃药、喝水；你们帮我挠痒、梳头等。我常开玩笑说，这一辈子除了在婴幼儿时期，我还从来没有享受过如此高规格的待遇。你们都是陪在病人身边，护持生命，照顾生活的“守护天使”。

亲爱的X，我要特别感谢你，因为你照顾我的时间最久，你也最有团队精神。你总是以身作则，主动做事，还帮助别的陪护。当别的病房陪护们吵闹打架的时候，我们这里其乐融融，笑声不断，我知道那是因为有你的缘故。

我还要感谢你，因为你帮我剃头、理发、修剪指甲。你每天在家起早摸黑，为我烧饭煮菜，然后匆忙地挤上公交车和地铁，到医院来我这上班。当我没有胃口，吃不下饭的时候，只有你着急，担心我营养不够，耐着性子喂我吃完饭。

有时，你还会带来公交车上发送的小本杂志，为我念诵其中的笑话和新闻。每当我思念故去的父母，或看到电视上感人情节的时候，也总是你帮我擦去眼泪，或是用手挡住我的眼睛，不让我继续看下去，免得我太过伤心动情。

你为了帮我御寒，特意为我编织了一双毛线鞋，又裁制了一条棉裤。你还为了帮我消暑，将破损的竹垫，串连成原样，供我枕头使用。

正如我的家人所说，因为有你，他们少操了许多心，少做了许多事。我代表他们向你致谢，更要为自己向你道谢，因为你的细心、耐心和责任心。

我也要特别感谢你，因为我口述十几万字的文章，又是你帮我一字一字地抄写下来。你学会了电脑打字，把我的文章输入电脑，还陪我玩电脑游戏，消磨时间。

因为有了你和天使们的照顾，及许多常来探病的朋友们，我学会了感恩，也更深层地体会到一个人，不要恋栈那失去的，也不必感叹没有得到的东西，而是要感谢身边所拥有的点滴。是你帮我在最后的日子里终于开悟:“活在当下”就是要感知当下，珍惜当下，放掉过去与未来；好好地尊重眼前的生命，面对现实的生活；想点办法忘却伤痛，找些点子苦中作乐。

亲爱的 X，请再次接受我无尽的谢意和永远的感恩。

(6) 亲爱的 C：

一直不曾好好地跟你说声“谢谢”，感谢你那些年尽心尽力地照顾你的祖父母及家人。

从你母亲怀胎十月开始，爷爷奶奶就坐上平生第一次越洋飞机，来到美国等候你这个长孙的出世。从此以后，直到你去外地读得博士学位，并找到工作，你就从来没有离开过祖父母身边，还在老家读了小学及中学。奶奶每天接送你上下学，爷爷更是紧张，怕有闪失，就无法向我们交代。于是，隔三岔五地守候在你的校门口，怕你被坏人欺负。

祖父母对你爱护有加，但是对你的要求也高；他们对你宠爱，却从不溺爱；他们教育你要尊敬师长，友爱兄弟及同学，更要你用功读书，参加辅导课，一点儿也不准松懈。而你的表现也是可圈可点，得到老师同学的认可，每学期总是被选上干部或者服务股长，天天抬着同学们的饭盒去蒸饭，或是领着大家打扫卫生，清洁教室。

两位老人家好像生怕你长瘦了，奶奶时常带你上街打牙祭，吃碗牛肉面或是云吞面。爷爷出差从大城市回来，也总会带些乡下买不到的新鲜吃食给你，像是麦当劳的汉堡包或必胜客的比萨饼。你的这些优惠待遇，总是让留在美国的弟弟羡慕不已。

我和你母亲心中，对你总有说不出的歉疚，因为我们没能够长时间地陪着你成长。但我们知道，你在祖父母的照顾下，不会缺少丁点的爱与关怀。

我们每隔一个暑假，都会回老家探亲，而我每次出差也必定回家看看。记得有次我们骑着自行车，去拜访教数学的陈老师，还去看了位梳着长辫子的林姓女同学，又请了你几个好友到水果店吃西瓜。还有次我出差，专门停留香港一晚，为的是想替你买套“六神合体”的变形金刚。

我还曾帮你赶交作业，画一幅水彩画，做了个小板凳。你在读小学的时候，还曾陪我下了三盘象棋，我没有想到小小年纪的你，居然能够全神贯注，有此耐心；回到美国后，我如实向你母亲汇报，大大地表扬了你。

上高中时，你又回到美国，并接着读大学及研究所，爷爷奶奶也和我们住到一起。这时，你对他们及家人的回报是超标的。

为了不让老人家在异国太过寂寞，你带着爷爷坐上校车到了就读的爱因斯坦高中，介绍他认识你们的校长、班主任及同学；送他到许多图书馆，看华文书报。你陪奶奶去超市买菜，帮她买散利痛和红花油。你还送二老去朋友家打麻将，只要家人有事要办，第一个想到的就是你这个服务股长，而你总是默默地完成任务，从不抱怨或推辞。

你在一两岁的时候，晚上不论我怎么抱你摇你，就是不肯乖乖睡觉，不得已只好打开收音机，放点音乐，这才咕哝入睡，就是不知道你在赌气骂人，还是哼着小调。后来还是经过你的介绍，我才开始欣赏李宗盛、姜育恒、文章、陈淑桦、蔡琴、叶瑷菱等人的歌曲，而你也一直喜欢音乐，能够边听walkman（随身听），边做功课，丝毫不会分心。

我还听说，你在小学时，就在教室为同学讲故事，说的是金庸的《神雕侠侣》《射雕英雄传》及《天龙八部》。我也是因为你才迷上倪匡的科幻小说。为了准备你回美国读书，我还买了本英文字典，每天在公交车上赶着把重要的单词勾选出来，好让你背记。

当我昏迷被抬上救护车的时候，你们兄弟俩各提着一瓶氧气罐，陪着你们的母亲，把我送进急救室。路上这两瓶氧气救了我的命。我得病后，无法行动，是你帮我买的病床及轮椅，病床边是你带给我的收音机和电扇，好打发时间。每次，也是你接送母亲来医院看我。

在你回到美国继续读书上学的时候，由于我的工作需要，经常到各国出差，一出门就三四周。另外也由于你已经长大，有了自己的活动及工作，我们见面与沟通的机会越来越少，再加上你们俩兄弟本就是乖孩子、好学生，从来没有给我们大人制造问题，带来麻烦。于是，造成我的疏忽和不经心，很少给予你们应得的奖励与表扬。

父母对于子女的关注是自然的天性，永远不会有休止符的。从你母亲那里，我还是听到许多关于你令我欣慰的消息。我知道你因为数理化的底子扎实，在高中时就已经考取了大学相关课程的先修学分。你也因为从小使用中文及普通话，你在美国的华语学校居然做了助教，还参加了功夫班，学习跆拳道。

你也和一位越南同学用数千只牙签搭了一座桥的模型。你在课余时间还能打工上班，也负责设计一间多媒体电脑教室，我还旁听过你的上课教学。我也和你母亲陪你爷爷、奶奶参加你的大学毕业典礼，看着你迈出人生高等教育的一大步。

我说的这些点点滴滴，你也许不会相信，我还记得这么清楚。其实，它们在孩子的成长过程中，就像是长河大江中的几粒水珠，根本不值一提。

曾经听人说过，孩子在成长的同时，父母也在成长；尤其是总在外面干活的父亲更要学习如何做个好父亲。否则，等到觉醒后，孩子们早已离巢远去，错失了与他们共同成长的机会。

现在想起来，你的自修及工作经验与社会接触，塑造了你自己的人生观及价值观。而我实在也不是一个称职的父亲，在你奋斗的过程中，没有给你所期待的足够支持与帮助。

在最后给你的这封信中，我要向你和家人说声“对不起”！尤其是我在得病后，心情低落郁闷，使得家人们受气又受累。请接受我对你们的祝福与感谢。

祝愿你创造一个你心目中所期盼的成功人生。

（7）亲爱的 Y：

当你读小学四五年级的时候，有一天我们父子俩在住家前面的草坪上，挖了个圆形的花园，栽种玫瑰。停工休息的时候，你跟我说在学校听到的笑话，看着你乐呵呵、笑嘻嘻的样子，我觉得你才是比笑话更好玩的小调皮蛋。

十年过去，你已经是大学生了。有一回，我俩坐在新居门前的阶梯上聊天，望着前面那片翠绿的草坪，你说：“爹地，将来我的家庭会更幸福”！ 就在那一刻，我知道小调皮蛋长大了，你对将来、对家庭已经有美好的憧憬。我接着告诉你，天底下的父母对孩子的成就只有祝福与喜悦，却不会有一丝嫉妒心的。

又是五六年过去，你以全校第一名的优异成绩从大学毕业，并由校长亲自推荐进入世界500强之一的公司服务，还被总公司老板派到中国大陆工作。

有一次，你出差顺道回家探亲，我俩站在顶楼的天台上，静静地看着对面缓缓流过的河水。同时，你也为我讲述你替公司做的行销策略简报资料；你还告诉我，你的职业生涯规划，我特别感到欣慰，因为站在我面前的是一个思路清晰、脚踏实地、有理想抱负的专业年轻人。我知道小调皮蛋又长大了许多。

自从住进了医院，你们兄弟俩的朋友及同事都来看我，还有你公司的前后任老板也来探病。他们对我的关心与尊敬，完全是因为我的孩子在他们的心目中，是个能力强，值得信任的好朋友、好干部。你们让我想起中国有句老话：“扬名声、显父母。”

你们凭着自己的努力与智慧，自立、自强、自信，而且不自满、不攀附、不消极、不退缩，不怨天尤人，不图他人虚名，不存非分妄想，不慕他人富贵，终于赢得属于自己的光荣与尊重，也给父母送上一份喜悦与安慰。

你曾经多次单独来找我，为的是告诉我有关你结婚的事，并征求我的意见。去拜访未来的岳父母之前，你问我应该送些什么见面礼才不会失礼，你还为我预演一套小魔术，准备在见面时化解紧张尴尬的气氛。有一次，你悄悄地问我，当年我初为人父的心情感受。这几次亲密交谈，让我尝到了做父亲被信任、被尊重的满足感。

每次和你见面交流，你母亲和我都会感到你在处世、待人、做事各方面都越来越成熟。尤其难得的是那个小调皮蛋的幽默感，还没有消失得无影无踪。希望你永葆赤子之心，也祝愿你创造一个健康快乐、幸福美满、事业顺利的成功人生。

第九章 《动起来》狂想曲

从电视屏幕中看到郭富城穿着红皮夹克，在舞台上载歌载舞地唱着《动起来》，劲力十足。我这才体会什么叫作“羡慕、嫉妒”。

假如我还能动起来，我要拔掉脖子上的喉管，踢掉身边的呼吸机，然后跳下瘫睡了十多年的病床，快步逃出医院，跑回家中去祭告父母，这些年我有多么地想念他们。晚上病房熄灯后，我都会默念《心经》为他们祈求神明的庇佑与护持。有位朋友劝我少些思念，也好让父母在天之灵对我少些牵挂，但我实在舍不得离开他们，哪怕只是在梦中的片刻相聚。如果真有来生轮回，我无论如何都要回到他们膝下重新再活五百年。

假如我还能动起来，我要带着孩子们到哈尔滨观赏冰雕，到呼和浩特去滑沙丘，到九寨沟去看湖光水色。我还要请他们尝遍中国八大菜系的美食佳肴。在旅途中，在餐桌上，我会静静地听他们说道人生的经历和感悟。我想知道他们身体健康吗？家庭幸福吗？工作顺利吗？梦想实现了吗？他们有了可以交心的知己朋友吗？他们懂的“够用是富、不求是贵、无欲是福、少病是寿、感恩是喜”这几句话的道理吗？

假如我还能动起来，我喜欢听歌，我要到庞龙的演唱会，去感受他歌声里的朴实和兄弟情。我也要去看“凤凰传奇”炫丽的演唱会，亲耳去听他们的歌声，时而灵动奔放，高亢明亮，激情摇摆，时而婉转流畅，香醇醉人，荡气回肠。

如果有一天我真的动起来，我还要去聆听汪峰的演唱会。他唱出了《春天里》的孤寂和悲凉，也唱出《北京，北京》里的追寻和失落。他的歌声可以敲碎许多人的心锁，也可以推开更多人的心扉。

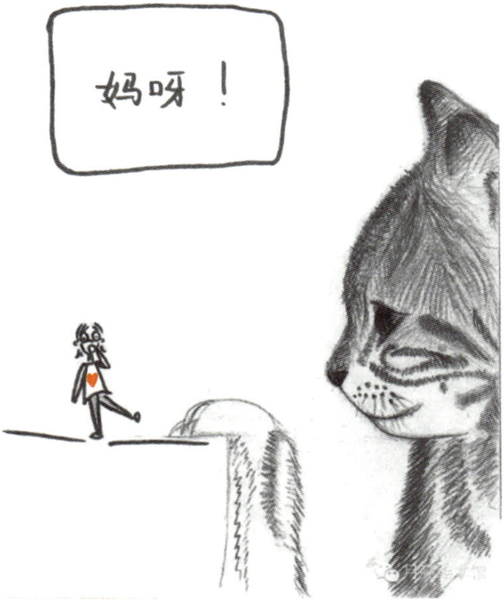

假如我还能动起来，我要尽情地跳着“鸟叔”的“骑马舞”，从山海关沿着长城，一路向西跳到嘉峪关；我总想知道

万里长城到底有多少烽火台。我还要到呼伦贝尔大草原，骑上徐悲鸿的骏马去“追日”；然后穿过天山山脉，越过帕米尔高原，一直追到莫斯科的红场，因为我想看看那座似童话里的城堡，有着许多五颜六色的圆顶楼房，我要探一探那里是否住过长着翅膀的小精灵。

我无师自通地学会了“穿越术”。假如我还能动起来，我首先要回到太史公司马迁的身边，为他洗笔研墨，陪他写完《史记》的最后一篇。然后，我要赶到五丈原，在诸葛丞相大帐中的病榻旁，帮他擦干衣襟上的泪痕。我还要悄悄地告诉他俩，虽隔千百年之后，我还是能够真真切切地体会他们内心里的那份无奈与悲愤。

练成了“穿越术”后，我还要回到过去，寻找两位行踪不定的大人物。头一位是青莲居士，我要与他共饮三百杯，同销万古愁；我要趁着酒意告诉他，醉酒后千万不要在月夜里靠近湖边戏水，否则会有生命危险。我还要告诉他“天生我材必有用”，他的诗才已经为他博得了千秋万世的“诗仙”美名，既然知道“千金散尽还复来”，那又何必非要做个公务员，向皇帝老儿称臣叩首。

接着，我还要去找东坡居士。我想看他在明月之下戴着东坡帽起舞；我想听他高声朗诵他的“二赋一词”。我更想品尝他亲手用桃枝慢火煨制，飘着酒香、肉香和桃花香的红烧肉；出锅之前，放些笋块共煮，可以去腻去俗；若是碰上先生喜爱的荔枝或杨梅时节，放入几粒，可以增色增甜。别管什么“三高”和“四高”，能够陪东坡肉的原创者共饮共食，绝对会是人生一大乐事，值了！

假如我还能动起来，我要亲手绘制许多谢卡，寄给那些关心我的朋友们。卡片的封面画着我在老家花园，曾经培育过的牡丹、杜鹃和玫瑰。在茂密的花丛里，藏着我养育过的一只小黄鹊，一只名叫“Panda”的兔子，一只会跳上书桌陪我读书的老黑猫和一只我亲爱的流浪狗“小白”。这些小动物都已先我而去；万紫千红的花树也因为没人关心，乏人照料，听说早已经枯萎，化成几堆干土；但它们的身影气味，会永远活在我的心中。在卡片里面，我会亲笔写上周华健的一段歌词“朋友一生一起走，那些日子不再有，一句话一辈子，一生情一杯酒……朋友不曾孤单过，一声朋友你会懂，有过泪，有过错，还要走，还有我……”

跋　我是谁

等待！因为希望而愿意等待，因为等待而看到希望。这是第二季《朗读者》某一期的开讲金句，却也说出了我的心声。

当初动念开始口述得病后的经历与感悟，幸亏有陪护小王为我抄录誊写，等到今天书稿全部完成。这期间，断断续续，前前后后，我足足等了十年；我等到许多巧合的机缘；原先写书只为打发时间，如今也等到渴望出书，甚至为他人代言发声的那份使命感。

我是谁？这是个哲学问题，也是科学的问题。但对于一个患了绝症而又瘫痪在床的古稀老人来说，这个问题早已不重要！

重要的是，我打开了几扇暗黑的心扉，让阳光照射进来，也让世界看到一个病人，是如何地徜徉神游在坎坷艰难的心路历程上，又是如何地自得其乐，玄思冥想，乐在其中。

重要的是，我希望能为其他绝望无助、身不由己，或是已经弃世而去的病友们代言。我要把这些病友伤心无奈的故事记下来，算是我为“病房众生相”抹上几笔浓浓的墨彩。

重要的是，我想替许多医生、护士、志愿者及护工们发声。像希波克拉底、白求恩及南丁格尔、特蕾莎修女一样，他 / 她们不忘初心，有着无比的爱心、耐心、细心及责任心，更具备了坚忍的意志和勇气，面对困难与挑战，甚至羞辱和谩骂。他 / 她们是护卫病人生命的天使。

重要的是，我期盼这本书能够帮助人们，尤其是医护人员了解，病人虽是“病”的载体，但更是有血有肉、有生命的普通“人”，他们会感到恐惧、紧张，甚至失去理智。只要不是蓄意的麻烦制造者或破坏者，请看在他们是病魔受害者的份上，多给点关怀和尊重。

同样地，我也期盼这本书能够让人们，尤其是病人和家属了解，医护人员的崇高使命和初心，以及他们繁重复杂的工作压力、甚至家庭压力。只要不是无良贪墨的医生或管理者，那就给辛苦的医护人员多点体谅和尊重。

中国人说：“己所不欲，勿施于人。”外国人说：“己所欲，施于人。”只要对方不是盛气凌人，或冷若冰霜，那就应该彼此以尊重换取尊重，相信医患之间的关系，总会有见好的一天。

重要的是，对于那些关心我、爱护我的亲友同事们，尤其是那些与我共事过、又不辞千里迢迢来探望我、帮助我的朋友们，我借着这本书，将我的感谢寄给他 / 她们每个人。

重要的是，我每次在写书的时候，总会获得超然忘我的奇妙心情。说到自己时，我倾倒掉堵在心头的垃圾，囚笼似的病房变成一片净土，让我对身边的人和事，可以想得更清，看得更明，也忘了原先忧我、烦我、气我、恼我的那些感觉。说到别的事和人时，我会忘记自己还只是个病人。

医院的病房倏忽间变成了四合院的天井。我背负着双手，站在一个大水缸旁，低头看着许多凸眼扇尾的金鱼，在水里摇头摆尾地悠游着；抬头望见了那一方蓝天白云。这时的我早已经忘了我是谁。

更重要的是，我在这本书里，记录了这些年来，照顾我生活及护理工作的点滴。不管它们值与不值，但愿能够为有心的人们提供参考价值。至少，我用了生命的最后一丝力量，点燃黑暗里的最后一根蜡烛。所以，我是谁？真的不重要。

《只有病人知道》这本书里，有些章节小段的初稿，在我念完口述，小王输入电脑后，她和旁听的陪护大吴，作为首批的读者，居然会拍手称好。那一刻，我特别开心，但我也很清楚，对于从不介意功名利禄的我来说，当她们掌声响起来的时候，我获得的不是什么“成就感”，而是踏踏实实的“存在感”。

霍金博士在接受记者采访时，被问到他要送给世界的最后一句话是什么。他用眼睛艰难地移动着电脑的光标，拼出一个词：“WOW!”

是的。这个世界、这个宇宙、这个人生，有着太多令人赞叹的奇迹了。

感谢老天爷，我还活着！真好！！